Lehrerleid und Tinnitus

Nachdruck oder Vervielfältigung nur mit Genehmigung des Autors gestattet. Verwendung oder Verbreitung durch nicht autorisierte Dritte in allen gedruckten, audiovisuellen und akustischen Medien ist untersagt. Die Textrechte verbleiben beim Autor. Für Satz- und Druckfehler keine Haftung.

Impressum
DI Michael Opelt, Hauptstr. 5, 4861 Schörfling, **Saw** Partner
m.opelt@eduhi.at

Alle Rechte vorbehalten

ISBN-13: **978-1543241129** (CreateSpace-Assigned)
ISBN-10: **1543241123**

2. überarbeitete Auflage 2017

Satz: Michael Opelt/Schörfling/**Saw** partner
Lektorat: Maximilian Rennmayr/Linz
Cover: Monika Steiner/Lambach
Foto Titelseite: Quilt siehe www.monikasteiner.at
Cover/Book by createspace.com

Schörfling am Attersee 2017

Michael Opelt

Lehrerleid und Tinnitus

Wie die Schule krank macht

Erlauben Sie mir, in Sachen weiblicher und männlicher **Gleichstellung** zu schreiben, wie der Lesefluss gewohnheitsmäßig am besten fließt. Schon hier möchte ich festhalten, dass mehr als die Hälfte von Geld, Macht, Vorstandssesseln, Führungspositionen den Frauen gehören sollen. Sie machen eine andere, friedlichere Politik. Sie sind empathischer, mitfühlender.

> Artikel 7 des Bundesverfassungsgesetzes
> (1) ...
> (2) Bund, Länder und Gemeinden bekennen sich zur tatsächlichen Gleichstellung von Mann und Frau. Maßnahmen zur Förderung der faktischen Gleichstellung von Frauen und Männern insbesondere durch Beseitigung tatsächlich bestehender Ungleichheiten sind zulässig.

Was wäre im Rahmen der Verfassung doch alles möglich – nur Männer werden es nicht beschließen. Warum gibt es noch keine Frauenpartei?

Inhaltsverzeichnis

Vorwort: Ein Leben für die Schule von Rüdiger Opelt 4

Einleitung 10

Meine Geschichte 14

1. Jugend und Ausbildung 14
2. 11 Jahre Beruf außerhalb der „Schule" 19
3. Mein Verständnis als Lehrer 23
4. Vermeidbare Verletzungen 25
5. Wiederholtes Mobbing 31
6. Entscheidungen von oben 35
7. Die Schule als Faraday`scher Käfig 42
8. Meine Krankengeschichte 50
9. Eine Krankheit der Lehrer? - Zur Psychosomatik 56
10. Wenn die Seele Alarm schreit 70
11. Was noch zu sagen wäre (April 2013) 79
12. Wie es weitergeht (Jänner 2017) 95

ANHANG 100

Literatur 106

www.xxx: 108

Sachregister 109

Vorwort: Ein Leben für die Schule
von Rüdiger Opelt

Das österreichische Schulsystem krankt. Das ist ein Allgemeinplatz, zumindest, wenn man den Zeitungen dieses Landes Glauben schenken will. Mit den höchsten Kosten pro Schüler produziert die österreichische Schule ein eher mageres Ergebnis. Unzufriedenheit, wohin man blickt: Schüler, die nicht gern zur Schule gehen, Eltern, die sich vor dem Sprechtag fürchten, Lehrer, die überwiegend krank werden, vor Erreichung des Rentenalters.

Das Schulsystem scheint reformbedürftig, aber auch seit Jahrzehnten resistent gegenüber Veränderungen. Wenn man Presseartikel aus den siebziger Jahren mit heutigen vergleicht, sticht eines ins Auge: Es geht nach wie vor um dieselben Themen, heute so ungelöst wie damals: Ganztagsschule, Gesamtschule, individuelle Förderung, pädagogische Freiheit, Kreativität.

Ein Wirtschaftsunternehmen, das mangelhaft produziert, wird in kürzester Zeit vom Markt gefegt. Das Schulmonopol klebt seit Maria Theresias Zeiten fest an seinen Sesseln und Pulten und ist nicht kaputt zu kriegen. Denn hier gilt keine freie Marktwirtschaft. Die Verluste werden von uns allen getragen aus unseren Steuerzahlungen.

Das ginge ja noch an, wenn es nur ums Geld ginge. Der österreichische Steuerzahler ist ein geduldiger Mensch und akzeptiert eine Staatsquote von über 50 Prozent, ohne mit der Wimper zu zucken. Es geht aber in der Schule vor allem um Menschen, um Schüler, die um ihre Motivation und ihre Bildungschancen fürchten müssen, wie Andreas Salcher es in seinen Büchern eloquent beschreibt. Es geht aber auch um das Leid der Lehrer, deren Prestige seit langem im Sinkflug ist. Nach Meinung vieler machten sie die Schüler fertig, hätten 13 Wochen Ferien, nachmittags frei und wollten doch mit 50 in den Ruhestand.

Dieses negative Bild tut Menschen weh, die gerne und leidenschaftlich Pädagogen sind. Wer einmal die Begeisterung kennen gelernt hat, die von einem guten Vortragenden auf eine Gruppe Schüler überspringt, wenn die Themen spannend, der geistige Austausch interessant und die Zuhörer motiviert sind, der will dies nie mehr missen. Gehen wir also davon aus, dass diejenigen Lehrer werden, die das Denken und Lernen lieben.

Mein Bruder und ich wuchsen in einer Lehrerfamilie auf, in der alle Sparten der Pädagogik vertreten sind: Volks-, Hauptschullehrer, Lehrlingsausbildner, Seminarleiter, HTL- und Hochschulprofessor. Von unserer Kindheit an erzählte unsere Mutter vom Schulalltag und beeinflusste damit wohl unsere Berufswahl. Damit kennen wir das System von innen.

Als ich Kinderpsychologe wurde, kam der Blick von außen dazu. Ich wurde zum Anwalt der „Problemschüler", die mit dem System nicht zurechtkamen, vom Ausschluss bedroht und zu Sündenböcken gestempelt wurden. Es war in den Helfer-Konferenzen oft schwer zu vermitteln, dass auch aggressive oder hyperkinetische Schüler ein Recht auf bestmögliche Förderung haben und sich deren Probleme nicht lösen, wenn man sie aus der Klasse wirft.

Die psychologische Burnout-Forschung tat einen dritten Problemkreis auf. Es ist empirisch erwiesen, dass Pädagogen eine Gruppe mit hohem Burnout-Risiko sind. Entgegen dem landläufigen Stereotyp geht es vielen Lehrern gar nicht so gut, wie die Anzahl der Ferientage suggeriert.

Ist es nicht seltsam, dass unsere Erinnerungen an die Schule so viel Negatives enthalten, obwohl sie aus der „glücklichsten Zeit des Lebens" stammen? Warum findet man Begeisterung vor allem bei Junglehrern, die sich voller Idealismus im neuen Job bewähren wollen und diesen bald verlieren? Warum nimmt die Freude an der Pädagogik nicht mit den Jahren der Meisterschaft zu?

Diese Fragen sind nicht neu und harren dennoch weiter einer Antwort.

Unsere Kinder jedenfalls verdienen Antworten, wie sie sich die Freude am Lernen bewahren und mit Enthusiasmus, Neugier und Kreativität an die Herausforderungen der Zukunft herangehen können.

Unglückliche, ausgebrannte Lehrer sind ihnen dabei wohl keine Hilfe. Das Leid der Lehrer vermengt sich dann mit dem Leid der Schüler zu einer bildungsschädlichen Mischung, die sich naturgegeben in PISA-Studien niederschlägt.

In dieser Situation helfen weder Schönreden („Österreichs Allgemeinbildung ist die beste der Welt") noch Belagerungsmentalität („Wer nicht unterrichtet, hat doch gar keine Ahnung vom Schulwesen"), sondern nur offenes Wahrnehmen und ehrliche Diskussion ohne Vorbedingungen aus ideologischen Gründen.

Deshalb demonstriert Michael Opelt, HTL-Professor mit 28 Dienstjahren, an Hand seiner eigenen Fallgeschichte, was Lehrer krank macht.

Mancher wird versuchen, seine Krankheit als individuelles Problem zu bagatellisieren, für die das System nichts kann. Die Zahlen sprechen jedoch eine andere Sprache. In den psychotherapeutischen Praxen ist die Kombination Lehrer – Tinnitus eine sehr häufige, Burnout bei Pädagogen ein vielfach untersuchtes Phänomen.

Überzeugte Pädagogen leben für die Schule. Wenn sich der schale Beigeschmack einstellt, dass man sein Leben für die Schule gegeben hat, ohne hinreichende Unterstützung dafür zu bekommen, also mit mäßigem Output, gemessen am eigenen Engagement, ist es oft zu spät für eine Kurskorrektur. Daher der folgende Bericht.

Dr. Rüdiger Opelt, Kinder und Jugendpsychologe, im Juni 2013

Gewidmet

Margit, meiner Schwägerin in spe,

die schon mit 50 vom System

pensioniert wurde!

Körper und Seele gehen zum Arzt.
Sagt die Seele zum Körper:
„Geh du erst mal, dich versteht er besser."

Einleitung

Im Bemühen um ein besseres Verständnis meiner Hör- und Hirn-Erkrankung (3 Hörstürze, Tinnitus, Hyperakusis und Phonophobie), folge ich dem Rat meines Psychotherapeuten und schreibe meine Geschichte nieder.

Vor allem, um die Entstehungsgeschichte selbst besser zu begreifen, schreibe ich. Mein Krankheitsbild gehört zu den psychosomatischen, aber auch zu den oft chronisch verlaufenden Erkrankungen (siehe Punkt 9 „Eine Krankheit der Lehrer? Zur Psychosomatik der Hörstörungen"). Ich schreibe, um andere Betroffene früher zum Verändern ihrer Situation zu bewegen. Zum Dritten schreibe ich, weil doch auch das Außensystem, Schule und Politik, der Änderung bedarf; davon bin ich zutiefst überzeugt!

Als vierte Begründung für dieses Werk steht der Versuch im Raum, meiner nächsten Umgebung, auch meiner Familie, zu erklären, warum ich nicht mehr so funktioniere wie noch vor wenigen Monaten. Ich wollte immer über das Regelpensionsalter hinaus arbeiten, meine Arbeit mit Schülern machte mir Spaß und ich hatte das Gefühl, „gehört" zu werden – und auf einmal sieht alles anders aus.

Wenn Dr. med. Helmut Schaaf, Oberarzt der Tinnitusklinik in Bad Arolsen, Deutschland, in seinem Buch „Erbarmen mit den Lehrern …" schreibt, „Bei so viel „Unverständnis" und fehlender struktureller und individueller Unterstützung kann es nicht ausbleiben, dass auch Lehrer krank werden", hoffe ich weiters durch das Niederschreiben meiner Erlebnisse im Detail aufzuzeigen, woran es im österreichischen Schulsystem mangelt.

Mein Bestreben ist, meine Geschichte so zu beschreiben, dass sie für den Leser nachvollziehbar ist. Sie soll für Erwachsene wie auch für Schüler interessant zu lesen sein und auch als Beilage für mein Pensionsansuchen dienen. Namen nenne ich keine. Trotzdem werden sich die Mitspieler meines Lebensmusters selbst wahrscheinlich wiedererkennen. Ihnen möchte ich sagen, dass die positive Veränderung zu einem besseren System und zu mehr Verständnis füreinander meine innere Motivation ist und nichts anderes. Auch wenn einzelne beim Lesen persönlich betroffen sind, hoffe ich, dass diese Gefühle mit dem Weiterlesen schwinden und nach einiger Zeit zu tieferem Verständnis führen werden. Wir müssen uns ändern und mit der Zeit gehen, sonst gehen wir mit der Zeit. Auf der tiefsten Ebene (Quanten) sind wir doch alle von derselben zeittranszendenten Energie durchdrungen.

Michael Opelt, Schörfling am Attersee, im Juni 2013

Vier Jahre später sehe ich das österreichische Schulsystem noch verstrickter und schwieriger werden. Der Einfluss des Parteienproporzes hat nicht abgenommen, seit Jahren wird gespart, wo eigentlich investiert werden sollte. Dabei gibt es, um Finnland als Beispiel zu nennen, klar bessere Systeme. Persönlich bin ich nur mehr ein Beobachter der Weiterentwicklungen und mittlerweile froh darüber. Ich habe mir neue Felder der Betätigung gesucht, die mir Spaß machen und wo mein immer schlechteres Hören nicht so ins Gewicht fällt. Als Wunsch an den heiligen Gott der Bildung kann ich nur formulieren: "Lasst die Experten tagen und den Parteieneinfluss draußen". Auch eine VOEST in Linz hat sich erst nach diesem Schritt erholt, mehr noch, sie hat wieder Technologieführerschaft erreicht.

Schörfling am Attersee 2017

Meine Geschichte

Es ist töricht, den Traum mit der Realität zu mischen,
aber auch töricht,
einen Traum der Realität zu opfern.

(Max Rennmayr)

1. Jugend und Ausbildung

Die ersten neunzehn Jahre meines Lebens verbrachte ich in Linz an der Donau. Stadtfeuerwehr und städtisches Altersheim waren in der Nähe, der Blick auf die VOEST, ein „Weltmeister" seines Faches damals, schmückte meinen Weg in die Volksschule, ins Gymnasium und später in die HTL. Als die Stadtautobahn gebaut wurde - ich war 5 oder 6 Jahre - sank ich in der Nähe des heutigen Wagner-Jauregg-Spitals mit meinen Gummistiefeln im Lehm der Baustelle ein. Alle löwenhaften Bemühungen, auch die meines Freundes, brachten die Stiefel nicht aus dem aufgeweichten Boden. Letztendlich ging ich nach Hause, pünktlich, aber etwas derangiert. Mir schwante nichts Gutes. Ich läutete und bekam von meiner Mutter eine schallende Ohrfeige.

„Wie ungerecht", fühlte ich damals. Ich erinnere mich, als ob es gestern gewesen wäre. Mein emotionales Gedächtnis ist sehr gut, auch ein Puzzle für meine Krankengeschichte. Emotionale Verletzungen bleiben bei mir „ewig" gespeichert, vergeben ja, vergessen geht einfach nicht.

Ich habe kein Bild von mir, damals. Ich bin mit Socken durch den Lehm, habe mich beim Versuch, die Gummistiefel aus dem Morast zu bekommen, wohl auch hingekniet. Meine Mutter, Volksschullehrerin, später Direktorin, ist meiner Ansicht nach eine sehr gute Pädagogin gewesen. Trotzdem hat es zwei- oder dreimal in meinem Leben „geknallt". Einmal hätte ich fast das Haus angezündet aus kindlicher Unwissenheit.

Wenn ein Kind wesentliche Grenzen überschreitet, dann sind unmissverständliche Antworten richtig, einprägsam und trotzdem meist für den Betroffenen unverständlich. Soviel zu meiner eigenen Erziehung.

Ich bin auf der Straße groß geworden. Arbeitersiedlung der VOEST, keine leichte Sozialisierung, mit Gangs und Straßenkämpfen. Der Vater meiner Mutter war Direktor in der Lenzing AG, diese auch ein „Weltmeister" ihres Faches. Meine Großeltern gehörten zur so genannten „besseren Gesellschaft". Meine Mutter durfte nie auf der Straße spielen. Ich denke, dies hat sie bewogen, mir eine „längere Leine" zu geben. Nicht selten in der Erziehung schlägt das Pendel von einer Generation zur nächsten in die andere Richtung aus.

Auch der Großvater meiner Mutter war gut situiert, Braumeister in Attersee, wohlhabend zumindest bis 1914. Der 1. Weltkrieg und die Geldentwertung danach nahmen meiner Familie ihr Vermögen. Dasselbe passierte auch nach dem 2. Weltkrieg. „Was du im Kopf hast, kann dir keiner mehr nehmen" war der vielgehörte Spruch meines Vaters, der uns vier Söhne lernen und etwas werden ließ.

Mit 14 nahm mich mein älterer Bruder mit in das katholische Studentenzentrum nahe des Neuen Doms. Es war die Zeit des 2. Vatikanischen Konzils, es war Aufbruchstimmung. Die Ehe für Priester und Vieles mehr schien zum Greifen nahe. Dort kam ich mit den Gedanken von Sigmund Freud, mit Psychotherapie und ihrem Nutzen, mit offenen Menschen, offenen Diskussionen in Berührung. Dieser gelebte Ort der Jugendarbeit war für meine Entwicklung sehr wichtig.

Nach der Unterstufe im Gymnasium in der Fadingerstraße in Linz - sprachlich war ich eher untalentiert - kam ich in die damals neu errichtete HTL für Elektrotechnik in Linz, Paul Hahn-Straße. Nach den Gymnasiallehrern, die teils mit gefürchteten Methoden unterrichteten, waren die Lehrer der HTL, die ja großteils einige Jahre in der Wirtschaft verbracht hatten, für mich als Heranwachsenden eine sehr gute Erfahrung.

Grundsätzlich wusste ich, dass meine Freiheit, mein Leben selbst zu gestalten, größer sein würde, wenn ich Matura machen und ein Studium absolvieren würde. In den fünf Jahren der HTL entwickelte ich einige zeitintensive Hobbies (Tanzen, Sommer- und Winterbergsport, Segeln) und konnte trotz weniger Zeit für die Schule - die HTL hatte damals noch 46 Stunden pro Woche - meine Noten nach und nach verbessern.

Viktor Frankl sagt, wenn der Sinn klar ist, dann gehen die Dinge leicht von der Hand. Natürlich hatte ich auch das Glück, von meinen Eltern gute Gene mitbekommen zu haben. Auch die Erlaubnis, früh selbstständig und eigenständig zu sein, war wichtig. Als Beispiel sei erwähnt, dass ich mit 17 Jahren in der Ballsaison etwa 30 Bälle in Linz besuchte, meist eröffnete und nicht selten gerade rechtzeitig zum Frühstück nach Hause kam – und das im Vor-Handy-Zeitalter. Meine Eltern lehrten mich Vertrauen und das konsequente Verfolgen einmal gefasster Ziele. Wenn etwas besprochen und ausgemacht war, dann konnte man sich auf beiden Seiten darauf verlassen.

Als ich die Matura mit gutem Erfolg bestanden hatte, machte mein Vater eine Aussage mit weitreichenden Konsequenzen. Geld war knapp, und deshalb sollte ich zu Hause wohnen, wenn ich in Linz studieren wollte. Ich aber war auf Abnabeln eingestellt. Wollte ich zuerst in Linz BWL studieren, so ging ich nun nach Wien und ab dem 2. Semester nach Graz, um Elektrotechnik zu studieren – vor allem aber, um wirklich mein eigenes Leben führen zu können.

Es folgten „wilde" Jahre, fünf Wohngemeinschaften; Anfang der 80er Jahre besetzten wir das Rektorat der UNI Graz für mehr als 7 Wochen, um anstehende gesetzliche Verschlechterungen für Studierende zu verhindern. Zehn Mal chauffierte ich neue Mercedes- LKWs nach Damaskus und Bagdad, machte den Segel-Küstenschein, den Taxischein und erklärte meinem Vater, dass ich mein Studium nicht beenden, sondern stattdessen Biobauer in Kitzeck im Sausal werden wollte. Das entsprach damals der basisdemokratisch getroffenen Wohngemeinschaftsentscheidung. Da Geld knapp war, arbeitete ich immer wieder als Leiharbeiter in Deutschland (davon wurden mir 25 Wochen nicht für mein Pensionskonto anerkannt, obwohl ich Beschäftigungsnachweise und Arbeitsbescheinigungen beim Landesschulrat einreichte – drei Firmen hatten mich nicht angemeldet. Anscheinend ist es mein Versäumnis, wenn eine Firma, in meinem Fall drei, mich nicht nach den geltenden Gesetzen angemeldet hatten (siehe Bescheid SV(SanR)-410586/1-2000-Ruc/May vom 2.10.2000).

Da mein Vater nach dem von mir erklärten Studienende mein Studiengeld nach absolvierten Prüfungsscheinen auszahlte, begann ich nach zweijähriger Pause doch wieder zu studieren, ich brauchte Geld, hatte schon einen Sohn. Nach fünf Netto-Studienjahren schloss ich mein Fach Elektrotechnik (Wirtschaft) ab und begann zu arbeiten.

*Ob du glaubst, du kannst es,
oder es nicht glaubst -
du hast immer Recht.*
(Henry Ford)

2. 11 Jahre Beruf außerhalb der „Schule"

Mein erster Arbeitsplatz war bei der VOEST, dem Betrieb, in dem mein Vater Schichtmeister in der elektrischen Instandhaltung der Breitband-Walzstraße war.

Als mein Vater aus gesundheitlichen Gründen nach 27 Jahren auf der Schicht nicht mehr konnte, wurde nach einer guten Lösung, nach einer neuen Aufgabe für meinen Vater gesucht. Er wurde Lehrlingsausbildner. Dass auch für ältere, krank gewordene Mitarbeiter gesorgt wird, brachte Vertrauen in die Strukturen der VOEST, für alle, auch für die Jungen. Vertrauen ist eine wichtige Voraussetzung für Wohlfühlen, Lernen, Erfolg in Schulen, in Firmen, wie natürlich auch in der Familie. Ähnlich positive Lösungen von „Problemfällen" habe ich bei der AVL in Graz und bei der Lenzing AG beobachten dürfen. Meine Erfahrung mit der Schule war da eine ganz andere.

Ein Beispiel: vor drei Jahren wurde bei einem lang gedienten Kollegen in der HTL ein Kopftumor diagnostiziert. Nach einem Jahr Krankenstand erhielt dieser Kollege einen Brief von der Rechtsabteilung des Landesschulrates, dass er seinen Arbeitsplatz verlieren würde, bliebe er länger als ein Jahr im Krankenstand. Drei Monate später starb er. Was genau passiert durch diese Geschichte nun im System Schule?

1. Alle Mitarbeiter werden aufs Stärkste verunsichert.
2. Die Sozialkompetenz des Dienstgebers sinkt auf nahe null.
3. Die Einbindung des Dienstweges, also die Information der betreffenden Leitungsebenen, wird und wurde als nicht wichtig erachtet.

Welcher Lehrer kann von Schülern Vertrauen fordern, wenn seine Vorgesetzten dieses nicht fördern, sondern mit Füßen treten? Schüler spüren mehr, als manchem Kollegen lieb ist - sei der Neulehrer informiert.

Nach sechs Monaten bei der VOEST wurde ich zum Zivildienst beim Roten Kreuz in Graz einberufen. Zwei Tote, viele Verletzte, neun Monate des intensiven Lernens in medizinischer, aber auch in philosophischer Weise prägten diese Zeit.

Für mich war Zivildienst immer schon sinnvoller als der Militärdienst. Dass ich Alternativdienst leisten konnte, hatte ich dem glücklichen Umstand zu verdanken, dass ich dem ersten Jahrgang angehörte, der einen Antrag auf Zivildienst stellen durfte. Ein Freund von mir, zwei Jahre älter als ich, hatte nicht so viel Glück; seine Weigerung, eine Waffe in die Hand zu nehmen, brachte ihn ins Gefängnis, aufgrund dessen er nicht studieren durfte. Unser beider Logik besagt, wenn man die Waffe in die Hand nimmt, dass man gegebenenfalls auch schießen muss und ja – letztendlich auch getroffen werden kann. Und wir wollten weder schießen noch getroffen werden.

Nach dem Antrag auf Zivildienst wurden die „Kriegsdienstverweigerer" meines Jahrgangs einer kommissionellen „Gewissensprüfung" unterzogen. Da saßen acht honorige Männer und hörten sich mit steinerner Miene meine Argumente an. Wie es schien, war mein Gewissen rein. Ich wurde als Zivildiener anerkannt. Anderenfalls hätten sie mich einsperren müssen. Welch Glück für den Staat, die Akademikerquote stieg.

Nach dem Zivildienst fing ich bei der AVL-Graz im Bereich Vertrieb Piezo-Fühler und Motorindiziergeräte an. Im Sinne einer Job-Rotation kam ich ein halbes Jahr später zum medizinischen Apparatebau und programmierte meine erste elektronische Steuerung.

Private Gründe brachten im Sommer 1986 den Wechsel zur Lenzing AG. Dort arbeitete ich im Bereich Prozessautomatisierung. 1989 wurde mir die Gruppenleitung „Automatisierungstechnik" im Lenzinger Kunststoff-Maschinenbau angeboten. Im Endausbau mit fünf Mann applizierte meine Gruppe die Systeme KEBA/Linz und B&R/Eggelsberg an die Extruder, Beschichtungen und Streckanlagen der heutigen SML in Pichlwang bei Lenzing. Dies war eine sehr erfüllende Aufgabe, zumal mit dem Touch der Internationalität, da wir 90% unserer Maschinen außerhalb Europas verkauften.

Ab 1986 unterrichtete ich abends einmal die Woche Werkmeister im BFI-Vöcklabruck und ab 1988 begann ich neben meiner Arbeit in Lenzing ein paar Stunden an der HTL Vöcklabruck zu unterrichten. Da ich gerne Wissen vermittle und mir die Arbeit mit jungen Menschen Spaß machte, war mit mittlerweile vier Kindern und meiner berufstätigen Frau 1993 die Entscheidung reif, ganz in die HTL zu wechseln.

Natürlich ging ich davon aus, dass ein Staat in groben Zügen vertragstreu ist und z.B. geringe Anfangsgehälter, keine Abfertigung, dafür aber bessere Pensionen zum Gesamtpaket gehören. Mittlerweile ist meine Mitschrift „Contract fullfillment/long term cooperation" bezüglich meines Dienstgebers mehrere Seiten lang. Wenn mir damals jemand prophezeit hätte, dass ich am Ende meiner HTL-Lehrer-Zeit dieses Buch schreiben würde - ich wäre in Lenzing geblieben.

> *Jene, die sagen, dass es nicht möglich sei,*
> *sollten nicht diejenigen stören,*
> *die es möglich machen.*
> *Aus dem www*

3. Mein Verständnis als Lehrer

„Ein Lehrer ist dann gut, wenn er authentisch ist", hörten wir beim Neulehrerseminar. Als technischer Lehrer einer HTL besucht man ein Jahr lang jeweils einen Tag in der Woche dieses Seminar. Die pädagogische Ausbildung dauerte 35 Tage. „Es wurden 11 verschiedene Lehrkonzepte untersucht und das beste war das, von dem der Lehrer wirklich selbst überzeugt war", sagte damals der Vortragende.

Ich glaube, dass ich ein guter Lehrer bin. Ich war mir immer der Ehre bewusst, jungen Leuten meine Sicht der Dinge erklären zu dürfen. Laut Neulehrerseminar sollten wir natürlich unseren Gegenstand nach Lehrplan (in „neupädagogisch" Kompetenzplan) durchnehmen, bis zur Matura sei aber der allgemeine Erziehungsauftrag genauso gegeben. Daraus folgerte ich, dass etwa 1/3 des Unterrichtes für Spontanthemen (schülerseitig) oder Lehrerspezialitäten (lehrer- und schulseitig) verwendet werden dürfen, solange Gruppenkonsens vorliegt und halbwegs alle bei der Sache sind. 2/3 gehen in den technischen Lehrplan bzw. Kompetenzerwerb.

Zur pädagogischen Ausbildung von 35 Tagen möchte ich persönlich festhalten, dass dies ausreichend war. Das Problem ist nicht die Dauer der Ausbildung. Das Problem ist die grundsätzliche Eignung. Jeder angehende Lehrer gehört am Anfang, vor Beginn des Studiums, ausreichend lange in die Klasse. Von der Verlängerung der Ausbildung z.B. bei Pflichtschullehrern von zwei auf drei und jetzt letztlich auf vier Jahre halte ich wenig. Dies verteuert das System, und Lehrer sein kann man schwer lernen. Sehr wichtig erscheint mir die Betreuung der Lehrer in den ersten Lehrjahren, ein Modell des sanften Ein- und Ausstieges in den Beruf würde helfen. Entscheidend für den Erfolg ist die richtige und vielschichtige Unterstützung des einzelnen Lehrers. Und natürlich wäre es sehr hilfreich, wenn das Image des Lehrberufes in Österreich endlich ein „besseres" wäre.

Wie hart hat es mich getroffen, als mit dem 2. Hörsturz (der erste war 2005, der zweite 2011) das gewohnte Gesamtverstehen im Klassenraum unwiederbringlich weg war. Die Hörgeräte, die ich drei Monate später bekam, machten mich zwar wieder arbeitsfähig, aber um welchen Preis? Da meine Ohren in den Höhen von 4-8 kHz ca. 60 dB verloren haben, wird mir in diesen Frequenzen der 1000-fache Schalldruck eingespielt. Da wird der Lärm des Tischfußballs zur Qual, das Klicken eines Kugelschreibers zur Hörhölle im Klassenraum, das Lachen einer Kollegin in der geselligen Pausenrunde zum Schmerzerlebnis. Und dann diese laute Konferenzzimmertür, neuerdings auch unerträglich. Da ich drei studierende Kinder habe, versuchte ich durchzuhalten, arbeitete weiter so gut es ging, besorgte mir jede Menge Literatur zum Thema Hörsturz, entspannte in meiner Freizeit, machte viel Bewegung, Joga und autogenes Training, ging zum Body Talk und zur Massage.

4. Vermeidbare Verletzungen

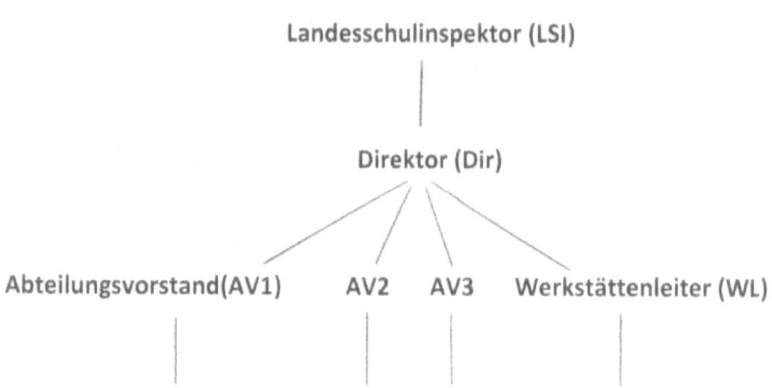

Meine Schulstruktur ist oberhalb dargestellt. Soweit ich „Alt" davor schreibe, ist der bereits pensionierte Vorgänger gemeint.

Verletzungen passieren im Leben, das ist klar. Die Fragen sind, wie viele Verletzungen der Einzelne aushalten muss, ob es immer wieder die gleichen „Nicht-Alpha-Menschen" trifft und welche Möglichkeiten der Aufarbeitung und Auflösung für beide betroffenen Seiten vorhanden sind?

Im Mai 2002 wurde der neu gebaute Wasserhochbehälter in Schörfling am Attersee eingeweiht. Ich war damals Fraktionsobmann und Ortsparteiobmann der SPÖ, der Bürgermeister- und Mehrheitspartei im Ort. Bei den Vorgesprächen für das Einweihungsfest wurde mir eine Besichtigung des neuen Bauwerkes mit einer Schulklasse unter der fachlichen Führung des bauausführenden Zivilechnikers offeriert - für eine 3. Klasse

Maschinenbau die ideale Exkursion. Ich war begeistert, sprach mit dem zuständigen Alt-AV2. Dieser lehnte die Exkursion aus „pädagogischen" Gründen ab. Wirklicher Grund war, dass er eine Überstunde verloren hätte und damit Geld. Betroffen ging ich zum Alt-Direktor, der mich mit dem Satz „Ober sticht Unter" einfach stehen ließ. Damals war ich noch nicht so weit, mit dieser Angelegenheit den Herrn Landesschulinspektor zu beschäftigen. Meine Entscheidung war richtig, wenn man unsere „Schulkultur" kennt. Dieser Ärger fraß aber lange in mir.

Ein älterer Kollege wollte beim AV1 eine Änderung im Stundenplan anregen, die auch mich betraf. Mir erschienen alte und neue Lösung gleichwertig und in Ordnung, wenn es für den Kollegen besser wäre. Ich sah aber, dass mein Kollege, der nicht zu den „Alpha-Typen" zählte, mit dem geplanten Gespräch beim AV1 Schwierigkeiten hatte. Also wollte ich mit dem AV1, der diese Dinge bei uns regelt, reden. Was dann geschah, war für mich neu – auf derart heftige Art mit Worten abgekanzelt zu werden, wie es mir passierte, noch dazu bei einem berechtigten Ansinnen, das hatte ich in den 11 Jahren in der Industrie nie erlebt.

Eben dieser AV1 kam beim Gespräch in der Kaffeeecke - unsere Schule hat eine sehr schöne Jausenecke, wo üblicherweise in der großen Pause ca. 30 Lehrer sitzen - immer wieder auf abwesende Kollegen in für meine Ohren abwertender Weise zu sprechen. Dieser Punkt ist mir wichtig, denn er führte bei den zuhörenden „Nicht Alpha-Typen", und das ist letztendlich die Mehrheit der Menschen, zu dreierlei Reaktionen:

1. Äußert er sich auch über mich negativ, wenn ich nicht anwesend bin?

2. Möchte er negative Gefühle gegenüber dem Kollegen erzeugen?
3. Weiß er nicht, dass der Kollege aus diesen oder jenen Gründen . . . das so macht?

Ich verstehe natürlich, dass auch Vorgesetzte manchmal Frust abladen müssen, glaube aber, dass diese Vorgangsweise schlecht für das Betriebsklima ist und in der achtwöchigen Ausbildung für Schulleiter ausführlich behandelt werden sollte.

Nach meinem 1. Hörsturz 2005 habe ich gelesen, dass Entspannung und richtige Pausen wichtig für die Genesung sind. Ich wollte daher einen Drehsessel mit Kippfunktion haben, der beim Möbelhaus knapp € 100.- kostete. Die damals vorhandene Bestuhlung in unserer Schule war in einem äußerst fragwürdigen Zustand, sowohl auf Lehrer wie auf Schüler bezogen. Zuerst fragte ich den Altchef. Dieser schickte mich zur leitenden Sekretärin (Spitzname Finanzminister); sie lehnte meinen Antrag ab nach dem Motto „Wenn da jeder käme". Letztlich kaufte ich mir den Kippsessel privat. Wer ist eigentlich verantwortlich, wenn Lehrer ob schlechter Arbeitsplatzgestaltung krank werden?

Gehören Krankheitsprävention und Gesundheitsvorsorge zu den Sorgfaltspflichten eines großen Dienstgebers? Nur zur Präzision meines damaligen Wissensstandes: von Hörschutz, berufsbedingtem Lärmschaden, beruflicher Hörsystem-Prävention hatte ich bis 2005 im Rahmen meiner Tätigkeit nie etwas gehört, während inzwischen Arbeitsmediziner und Psychologen in Wirtschaftsbetrieben effiziente und durchdachte Programme durchführten. Auch nach 2005 stammte mein Wissen aus Eigeninitiative.

Bei der Matura 2005 hatte ich zwei sehr engagierte Studenten, die im Rahmen ihrer Maturaarbeit drei Simulationen für den PC programmierten, deren Nutzen für den Elektrotechnik-Unterricht aus meiner Sicht hoch war. Nach der Fertigstellung haben wir an zwei Wettbewerben teilgenommen, die Schulleitung um Unterstützung gebeten, mit dem Ministerium telefoniert, um dieses Werk allen österreichischen bzw. deutschsprachigen Elektrotechnik-Lehrern zukommen zu lassen. Ich habe vieles versucht, bin deswegen sogar zu einem zweitägigen Schulleiterseminar an den Wörthersee gefahren - vergebens. Letztlich kam ich mir vor wie Don Quixote im Kampf mit den Windmühlen. Das System Schule bekam von mir bezüglich interner Kommunikation und Normung von Betriebsmitteln eine glatte Fünf.

Meine Eltern lehrten mich, dass die Einbettung in das eigene Sozialsystem wichtig und ein Grundvertrauen in sein Gegenüber unerlässlich ist. Wenn etwas besprochen und ausgemacht ist, dann kann man sich darauf verlassen. Dieser Vertrauensgrundsatz löste sich aber an der Schule allmählich in Luft auf. Nur ein Beispiel: ein Kollege lässt im November 2011 seine Pensionsmöglichkeiten durchrechnen und ihm wird als beste Lösung der Nachkauf von Pensionszeiten empfohlen. Da er ein Dienstjubiläum erwartet, geht sich diese Variante finanziell aus und er unterschreibt. Drei Monate später ist dieser Kollege um 3 Monatsgehälter ärmer, weil der Gesetzgeber die Voraussetzungen für dieses Dienstjubiläum ohne jegliche Übergangsbestimmungen geändert hat. Da kommt bei älteren Lehrern Angst auf, welche Überraschungen die Zukunft bringt.

Im Jahre 2012 bekam ich zwei Seiten eines Kirchenvolksbegehrens in die Hand und wollte dieses tatkräftig unterstützen. Ich scannte die Seiten ein, verschickte 20 Emails an Freunde und druckte diese Seiten 50mal aus, um sie meinen Kollegen ins Postfach zu legen. Mein Chef sah mich in die Postfächer einordnen und untersagte mir dieses Engagement. Wenn man weiß, was sonst alles in unseren Postfächern liegt und wieviel davon „Parteikram" ist, spreche ich von reiner Willkür seitens meines Chefs. Wohl ist es Allgemeinwissen, dass meine Schule zur „schwarzen Reichshälfte" gehört - ergo wird an „der Kirche" nicht gerüttelt!

Vieles gäbe es noch zu berichten. Um den geneigten Leser nicht zu langweilen, berichte ich nur das Wichtigste.

Viele Tropfen höhlen den Stein. Ein einzelner Tropfen für sich wäre keine große Sache, vor allem, wenn die „Nicht-Alpha-Menschen" auch das Gefühl bekämen, unter professioneller Hilfe gehört und ernst genommen zu werden. Doch Supervision und Teamcoaching sind an unserer, wie in den meisten österreichischen Schulen, noch kein Thema. Ja oder war da nicht etwas? Ja, bei einer Konferenz hat der Chef davon gesprochen, dass wir als Schule Supervision bezahlt bekämen, aber gleich selbst festgestellt, dass wir das bei unserem „super" Betriebsklima ja eigentlich nicht bräuchten.

Bingo, was sonst kann man da sagern.

*Die Täter suchen sich genau die Menschen aus,
die sie als verletzlich einschätzen und die keine Chance haben,
sich zu wehren.
Häufig erlangen die Täter so mehr Selbstbewusstsein,
wodurch sie sich stärker und überlegener fühlen.*
(Aus dem www)

4. Wiederholtes Mobbing

In Anhang A finden Sie das „Partielle Gedächtnis-Protokoll über Geschehnisse am Donnerstag, den 16.6.2005." Es wurde aus aktuellem Anlass für den schulinternen Leser geschrieben, trotzdem gehen die Ereignisse, so glaube ich, nachvollziehbar daraus hervor.

Kurz zusammengefasst: Zweimal war ich von der 1. bis zur 5. Klasse Klassenvorstand (1995 – 2005). Da meine Fächer Elektrotechnik und Mess-, Steuer- und Regeltechnik nur in der 3. bis 5. Klasse unterrichtet werden, wurde ich, um Klassenvorstand sein zu können, in der 1. und 2. Klasse mit dem Gegenstand Konstruktionsübungen betraut. Für mich war es ganz logisch, dass ich im Herbst 2005 wieder die nächste 1. Klasse übernehmen und wieder Konstruktionsübungen unterrichten würde. Ob ich nun im Herbst 2005 die 1.Klasse bekomme - wie gesagt, ich rechnete fix damit - ist nicht der springende Punkt. Wesentlich ist:

- wie es mir gesagt wurde
- mit welchen Argumenten agiert wurde
- meine Bereitschaft zur Fortbildung als auch
- dass meine Beschwerde (Anhang A) keinerlei Echo hervorrief

Jedenfalls weiß ich, was es an emotionalem Schmerz bedeutet, wenn seelische Verletzungen, deren bewusstes und hier sogar schriftliches Aufzeigen viel Herzenergie benötigte, nur stärkste emotionale Eigenreaktionen, sonst wenig, hervorrufen und nicht lösungsorientiert behandelt werden. Bei Mobbing gibt es höchst selten ein Täterbewusstsein. Da sind auch die Möglichkeiten eines systemisch arbeitenden Psychotherapeuten begrenzt, soweit er nur mit dem „Opfer" arbeitet. Dies war mein erstes massives Mobbing, bei dem ich mich noch intensiv und direkt wehrte, aber ohne Erfolg.

Das zweite Mobbing bestand darin, dass ich bei der Lehrfächer- Konferenz der Techniker vom damals „neuen" AV3 vor versammelter Mannschaft aufs Gröbste wegen meines Unterrichtes kritisiert wurde. Erstens war es inhaltlich vollkommen aus der Luft gegriffen, zweitens kam es für mich völlig überraschend. Die nächsten Tage - wir hatten Matura -, brachte ich unseren Direktor in mehreren Gesprächen endlich so weit, dass ein Gespräch zu dritt (Dir, AV3 und ich) zustande kam. Wenn dann zum Schluss dieses Gespräches der AV3 sagt „Ich weiß zwar nicht wofür, aber wenn du es unbedingt hören willst, dann entschuldige ich mich halt", bleibt eine massive Narbe.

Nach meinem 2. Hörsturz kurz vor Ostern 2011 habe ich vier Wochen später durch die Anpassung von zwei Hörgeräten die „Arbeitsfähigkeit" hinlänglich wiedererreicht. Bei der darauffolgenden Konferenz wollte ich auf Möglichkeiten der Vermeidung von nicht notwendigen Lärmquellen aufmerksam machen. Eine starke, unnötige Lärmquelle ist unsere Konferenzzimmertüre. Bis dahin war über Jahre unsere Konferenzzimmertüre durch einen Türfixierer in den Pausen und über Mittag immer offen. Ohne Nachfragen in der Lehrerschaft wurde der Türfixierer wenige Tage vor der Konferenz abmontiert, um nicht berechtigten Personen den Zutritt zum Konferenzzimmer zu verwehren, hieß es von der Schulleitung. Das bedeutet aber vermehrte Lärmbelastung. Zig mal wird aufgesperrt, dann fällt diese Tür nicht gerade leise ins Schloss. Ich fragte mehrmals nach, ich versuchte, den Altzustand oder einen neuen Zustand, der lösungsorientiert beide Seiten verbindet, zu diskutieren, eine Lösung durch ein Projekt (WINFLIP) anzuregen, ohne Erfolg.

Auf besagter Konferenz ließ ich unter „Allfälliges" über diesen Sachverhalt frei nach Bernhard Ludwig durch Summen abstimmen. Das Ergebnis war zwar nicht in Stimmen zählbar, aber absolut eindeutig für den alten Türfixierer, für eine „leise Lösung". Darauf folgte in den nächsten Tagen und Wochen ... NICHTS.

Es wurde in keiner Weise auf meine Erkrankung Rücksicht genommen, obwohl diese hinlänglich bekannt war. Es wurde in keiner Weise auf den Wunsch der überwiegenden Mehrheit der Lehrer eingegangen. Dies empfand ich als mein drittes Mobbing. Schriftlich (1.Mal) oder mündlich (2.Mal) zu protestieren schaffte ich diesmal nicht mehr. Nach den gemachten Erfahrungen „wusste" ich ja, dass darauf keine Reaktion im Sinne einer Lösung (für beide Seiten) erfolgen würde. Nun, ich gebe zu, dass ich immer noch nicht so weit war, mit dieser Angelegenheit den Herrn Landesschulinspektor zu beschäftigen. Meine damalige Entscheidung, wenn man unser „Schulklima", unseren „Solidaritätscodex" kennt, war richtig. Dieser Ärger frisst aber noch heute in mir.

Im April 2013 wurde mir folgender rechtskräftiger Beschluss des OGH vom 28.6.2011 zugetragen, der sich mit Schmerzensgeld für psychische Erkrankung als Folge von Mobbing beschäftigt (OGH, 9 ObA 132/10t). Das Urteil ist unter

http://www.ris.bka.gv.at/

nachzulesen.

Was ich bin, ist gut genug,
wenn ich es nur frei heraus wäre.
(Carl Rogers)

6. Entscheidungen von oben

Ob Schulleitung oder Ministerium, vielfach habe ich den Eindruck, dass Entscheidungen oftmals bei weitem nicht dem Wohle des Schülers bzw. der Erfüllung des pädagogischen Auftrags dienlich sind. Im Folgenden möchte ich einige der von mir als schmerzlich empfundenen Erlebnisse anführen.

Von 100 Lehrern der HTL Vöcklabruck trinken zwei Kollegen und ich keinen Alkohol bzw. nicht, wenn wir danach noch unterrichten, vielleicht vor dem Schüler noch Rede und Antwort stehen sollen. Wir haben uns eingebracht, diskutiert, sogar erreicht, dass Jalousien angeschafft wurden, die den Blick auf unsere Pausenecke von außen soweit abdecken, dass Gläser und Flaschen für den Vorbeigehenden nicht zu sehen sind.

Um es klar zustellen – bei uns wird nicht gesoffen, das ist nicht das Thema. Aber wenn 100 Lehrer immer mit Wein und Sekt Geburtstag feiern, also statistisch jeden 3. Tag, und mittags wird mal ein Bier aufgemacht, freitags sowieso, dann stelle ich mir nachher im Unterricht die Schüler der ersten Reihe vor, mit ihrer feinen Nase - durch Vorbilder lernt der junge Mensch am meisten, das ist Fakt. Der Umgang mit diesem Thema wird natürlich von der Schulleitung festgelegt, es braucht auch flexible Toleranz bei diesem Thema. Ich persönlich wollte so weit Vorbild sein, wie ich das auch von den Lehrern meiner vier Kinder erhoffte. Letztlich waren wir nur drei Lehrer, die bei der obligaten Geburtstagsfeier in der großen Pause keinen Alkohol ausschenkten, wurden ob unseres Verhaltens eher belächelt denn bestärkt.

Direktorbestellungen basieren in Österreich auf einem nachvollziehbaren „Objektivierungsverfahren", einem mehrschichtigen, überprüfbaren Punktesystem, so wurde uns das Auswahlverfahren erklärt. Parteizugehörigkeit darf bei gleicher Qualifikation kein Nachteil sein. Wie kommt es dann, dass ich keinen Direktor ohne Wurzeln in einer Politfarbe kenne? Ich kann hier nur wiedergeben, was ich selbst erlebt habe. Bei der letzten Direktorenbestellung in unserer Schule hatten wir zwei interne Kandidaten, einer war parteipolitisch gebunden - der andere, fachlich sehr versiert - erklärtermaßen parteineutral. Diesem wurde am Vormittag des Lehrervotums per Telefon nahegelegt, freiwillig zurückzutreten, da er sowieso nicht Direktor werde. Das war der Stand vor dem Lehrervotum, das wiederum ein Bestandteil des Objektivierungsverfahrens ist. Wir hatten nunmehr nur einen Kandidaten. Wenn ohnehin schon klar ist, wer den Direktorsposten bekommt, stimme ich wahrscheinlich als einziger dagegen, dachte ich mir dann. Ich tat es, nur um das System zu testen bzw. um ein bisschen Salz in die Suppe zu streuen.

Wie erstaunt war ich, als es in der offiziellen Auszählung **kein NEIN** gab? Dann wurde mir auch noch zugetragen, dass die Stimmurne nicht bei uns im Haus ausgezählt werde. „Die geht nach Linz zum Landesschulrat und dabei sein darf auch niemand von unserer Schule", sagte der Personalvertreter. Wundert es da noch irgendeinen Politiker, dass die Politverdrossenheit ungeahnte Höhen erreicht? Den Parteien am politischen Rand fällt durch sozialpsychologische Inkompetenz der ausführenden Machthaber (Parteiproporz) reichlich Beute zu.

Präzisieren möchte ich, dass der klassische politische Proporz, der in Österreich bei den Leitungsbestellungen üblich ist, auch Sicherheit und Stabilität bringen kann. Aber Transparenz und Fairness gegenüber den 90% der Bevölkerung, die nur 1/3 des

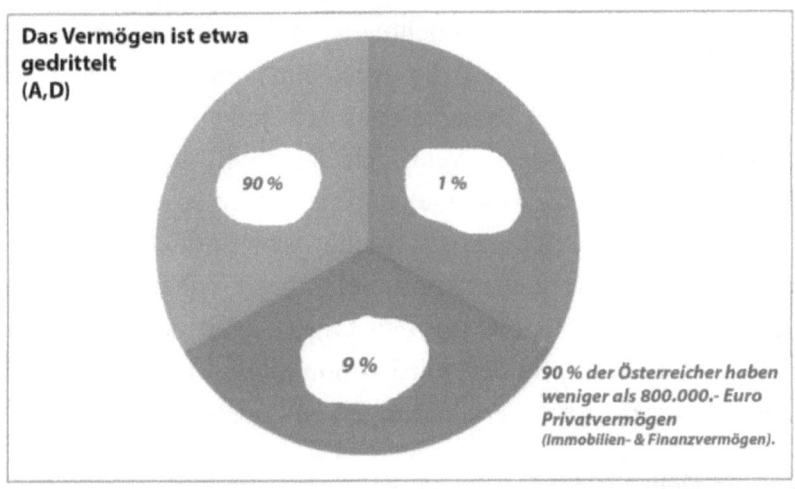

Aus dem Buch „Retten wir den Euro" von Christian Felber

Besitzes (Finanz & Immobilien) haben, müssen wieder vermehrt von den 10% der Bevölkerung gefordert werden, die 2/3 des Besitzes haben. Nachzulesen bei Christian Felber, der mit dem Buch „Retten wir den Euro" wunderbar die jetzige Besitz- und Machtsituation analysiert und auch Lösungen aus der Krise beschreibt. Aber warum sollen die 10%, also die Reichen und Mächtigen, das System ändern wollen, deren Nutznießer sie sind? Sie werden trotz Finanzkrise sichtlich immer reicher.

Überhaupt, es ist so eine Sache mit dem Lehrersein, mit der Fixierung auf den Lehrerberuf, in Österreich. Mit 18 oder 19 Jahren entscheidet man sich für diesen Beruf. Wenn man später dann doch gerne etwas anderes arbeiten möchte, ist ein Arbeitswechsel oft schwer. Als Techniker bin ich die Ausnahme und habe auch in meinen 40ern das Gefühl gehabt, dass ich jedenfalls zu einem anderen Job wechseln kann, wenn ich das will. Ich bin gerne Lehrer, auch mit 56. Ich gäbe viel dafür, wieder so weit gesund werden zu können, dass ich das für meine Arbeit notwendige Maß an Leistungsfähigkeit erreichen kann. Selbst jetzt, zuhause vor dem Computer, mit Lärmschützern auf den Ohren, weil der Ventilator des PCs als zu laut empfunden wird (Phonophobie), versuche ich meine Energie für positive Veränderungen einzusetzen.

Aber wie sieht die Jobflexibilität der Lehrer normalerweise aus? „Früh gefangen, ewig am Haken gehangen", lautet ein Lehrerspruch. Wenn etwa 3% der Lehrer (ich nenne diese „Zitronen") schwer frustriert sind, dann sind sie dies nicht freiwillig. Ich bin zutiefst überzeugt, dass diese „Zitronen" dazu „gemacht" wurden, indem immer wiederkehrende Verletzungen auf keinerlei Reinigungs- oder Heilungsrituale trafen. Wenn bei uns - und auch an unserer Schule gab es „Zitronen" - wieder einmal ausgiebig, meist negativ, über diese Lehrer gesprochen wurde, dann war das für mich immer schmerzlich. Ich konnte in unserem Lehrkörper einfach keinen „abartigen, bösen Lehrer" sehen. Für mich war da immer ein Mensch, der Hilfe brauchte. Natürlich war vor 20 Jahren alles anders. Mit dem heutigen Wissen um die Psyche des Menschen könnte aber vieles im Entstehen abgefangen werden. Allerdings ist es nach Jahren der Hilflosigkeit oft ein wirklich schwieriges Unterfangen, den Weg aus hoffnungslos verfahrenen Positionen herauszufinden.

Ganz ähnlich liegt der Fall mit den „schwierigen Schülern". Diese brauchen Hilfe, fast immer systemisch, also eine Familienintervention. Nur kurz ein Beispiel: 2005 hatte ich einen Schüler, bei dem sich bald nach Schulbeginn herausstellte, dass er therapeutische Hilfe brauchte. Ich ging zum Chef um anzuregen, dass wir 10 Stunden bei einem guten Therapeuten anbieten könnten. Seine Antwort war, dass dies nicht ginge, einzig der schulpsychologische Dienst wäre möglich. Davon wurde mir aber abgeraten, da dieser andere Aufgaben hätte.

Letztendlich wurde dieser Schüler mit seinen Problemen von Seiten der Schule allein gelassen. Wann wird es zur Regel gehören, dass Schulen 1-2% ihres Budgets am freien Markt für ärztliche und psychologische Interventionen ausgeben können?

Am Ende des Schuljahres hatte besagter Schüler mehr als drei Nicht-Genügend. Seine Situation war nur schwieriger geworden.

Bei Lehrern wie bei Schülern gilt, die richtige, frühe Hilfe ist die beste und billigste Lösung.

Vor etwa fünf Jahren wurde ich gefragt, ob ich bei einem Windradprojekt für unsere Schule mitmachen möchte. Jahre vorher hatte ich in Schörfling auf Gemeindeebene ein ähnliches Projekt zu initiieren versucht und zwischenzeitlich auch zwei Abschlussarbeiten zu diesem Thema betreut. Im ersten Gespräch mit der Schulleitung brachte ich die Idee einer Reihe von verschiedenen Kleinanlagen (0,1-0,5 KW) im Bereich unserer

Werkstatt ein, bei denen Schüler Vergleichsmessungen machen und die Vielfalt von Wind-Generatoren erleben könnten. Auch wusste ich, dass ein Kollege bereits Vorarbeiten in diese Richtung geleistet hatte.

Die Schulleitung hatte aber bereits die konkrete Vorstellung eines „Eye-Catchers", hauptstraßenseitig, als Werbewirkung für uns als technische Schule. Da sich die Windsituation unserer Schule bekanntermaßen schlecht darstellt, siehe oberösterreichischen Windkataster, riet ich zu einer anderen Werbeaktion straßenseitig, zum Beispiel einer Textil- oder optischen-Fassade (Gebäudesanierung war im Gespräch) oder einem übergroßen Bildschirm, wo auch Kunst- und Programmierprojekte dargestellt werden könnten. Diese Werbefläche könnte ja auch vermietet werden.

Ein Windrad hauptstraßenseitig macht keinen Sinn und ein mittelgroßes Windrad (4,2 kW) schon gar nicht. Ich zog mich vom Projekt zurück. Als ich später hörte, dass das ganze € 50.000.- gekostet und der von der Firma standardmäßig mitgelieferte Mast für unsere Projektbeteiligten nicht ausgereicht hatte, dass wir eine Eigenfertigung bezahlt haben und die Stromgewinnung unter € 100.- im Jahr liegt, war da wieder das Gefühl der Ohnmacht.

Warum wird nicht mehr Gruppenkonsens gesucht bzw. wo genau sind die Kontrollmechanismen? Werbewirkung ist das auch keine, das Windrad steht ja fast immer. Nun, ich gebe zu, ich habe mich dagegen entschieden, den Landesschulrat einzuschalten. Meine damalige Entscheidung, wenn man unsere „Schulkultur" kennt, die da heißt „Es darf nichts nach außen getragen werden", war richtig, dieser Ärger frisst aber noch heute in mir.

„Der bessere Teil der Tapferkeit ist die Vorsicht."
(William Shakespeare)

7. Die Schule als Faraday`scher Käfig

Vorab möchte ich betonen, dass ein Handy viele Vorteile hat, bald für jeden von uns Wissens-, Kommunikations-, Mess-, GPS-, Vital-Gerät sein wird und durch bessere Elektronik auch mit wesentlich weniger Strahlung auskommen wird als heute. Schüler in der Altersstufe unserer Schule haben Smartphones in der Tasche, das ist Fakt. Gerne habe ich damit im Unterricht gearbeitet. Wichtig ist in dieser Betrachtung auch zu wissen, dass Handys nicht „strahlen", wenn sie unbenutzt sind, also eingeschaltet ruhig liegen.

Da das Handy-UMTS-Frequenzband im Mikrowellenbereich liegt und Mikrowelle schädigend sein kann, geht es bei der Gesundheitsfrage ins Detail. Leistung, Aussetzdauer, Handhabung, aber auch der Frequenzbereich von 0-15 Hertz sind Themen für diverse Untersuchungen, deren Geldgeber meist nicht industrieunabhängig sind.

Nach einem Fachvortrag (International Institute for Research on Electromagnetic Compatibility; IIREC, Graz) haben zwei Kollegen und ich unseren Chef am 9. 4. 2005 (Beilage B) schriftlich unsere Bedenken bezüglich Handy-Strahlung, vor allem im Schulbereich, mitgeteilt. „Gerade der junge Körper mit einer hohen Zellteilungsrate ist, natürlich nur selten, aber doch eher, von Strahlungsauswirkungen betroffen", ist die Sicht von Experten, die zu vernünftiger Vorsicht mahnen. Wissen werden wir die Auswirkungen frühestens in 20 Jahren.

Jedenfalls hat Frankreich seinen Kindern aus Sorge um deren Gesundheit künftig das Nutzen von Mobiltelefonen in der Schule verboten. Die zweite Parlamentskammer, der Senat, erweiterte 2009 das Umweltschutzgesetz um einen entsprechenden Passus, der für Kindergärten, Grundschule und Mittelstufe gilt. In den USA dürfen Mobiltelefone nur etwa halb so stark strahlen wie bei uns. In Großbritannien und Frankreich empfehlen die Umweltbehörden seit 2005, dass Kinder möglichst keine Handys nutzen sollten. Laut der französischen Behörde gibt es noch immer "ernsthafte Zweifel", ob die mit Mobiltelefonen zusammenhängenden Strahlungen nicht doch Gesundheitsgefahren mit sich bringen.

Das Grundübel der gesetzlichen Grenzwerte ist, dass sie auf fragwürdigen Vorgaben beruhen. Ab einer bestimmten Intensität erzeugen elektromagnetische Strahlungen Reibung, und durch diese Reibung kommt es zur Erwärmung von Körpergeweben. Dies und nur dies ist es, was den gesetzlichen Grenzwerten (SAR-Wert) als Basis dient. Was hier jedoch überhaupt nicht berücksichtigt wird, ist die biologische Wirksamkeit. Auf der nächsten Seite ist ein in diesem Zusammenhang sehr bedeutsames Plakat der Wiener Ärztekammer beigefügt und unter http://www.bfs.de/bfs kann man sich beim deutschen Bundesamt für Strahlenschutz themenbezogen informieren.

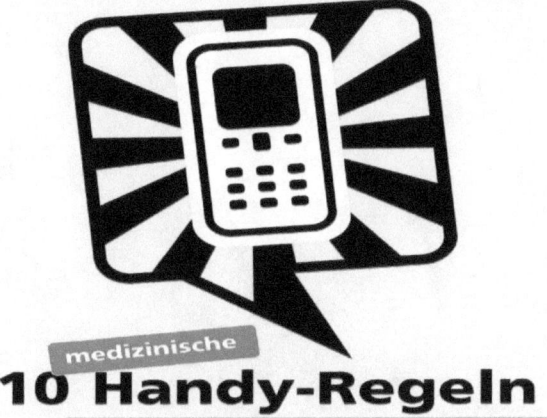

Monate später, also nach der internen Mitteilung, besprach ich mit dem Chef die Möglichkeit einer Bewusstmachungskampagne. Die Schule hatte sich ein Messgerät gekauft und ich konnte im Elektro-Labor den Schülern die Strahlung ihrer Handys ausmessen. Unsere Schule als „Handy reduced Area" mit den Empfehlungen der Ärztekammer an den Wänden, einer Schulordnung, die nicht Handys verbietet – was ohnehin illusorisch ist - sondern Strahlung minimiert, verlangt Wissen um die Materie und eine breite, gerade in unserer Schule sinnvolle technische Diskussion.

HANDY reduced AREA

Letztlich fühlte ich mich wieder als Einzelkämpfer gegen Windmühlen anrennen. Als 2012 unsere Schule generalsaniert wurde, mit Fassadenelementen aus Metall, also einem Faradey`scher Käfig, brach in mir etwas zusammen.

Vorsichtig wollte ich sein, denn wir haben die Verantwortung für 800 junge Menschen an unserer Bildungsanstalt

– und jetzt muss in der HTL Vöcklabruck jedes Handy-Gerät mit großer Leistung senden, um an der Metallfassade vorbei durch die Fenster den Mast zu erreichen! Dass ein Metallgerüst mit Alu-Fassadenelementen das ganze Schulgebäude zu einem Faraday'schen Käfig macht und damit zum Wellenhindernis - sollte das nicht Technikern wie Architekten zu denken geben? Aber wer wird denn so kleinlich sein, was gehen uns heute die Kranken von Morgen an? Natürlich haben diejenigen, die in 20 oder 30 Jahren deswegen krank sein werden, heute keine Lobby, oder werden mangels empirischer Beweise abgeschmettert, wo immer es dann dem Staat oder den Versicherungen Geld kostet, so wie einst die Contergan- und DDT-Opfer.

Ich denke, würden die Entscheidungsträger sich öfter fragen „wenn es mein Kind träfe, wäre es mir dann auch egal?", dann würde manches anders entschieden werden. Ein erhöhtes Strahlungsrisiko in einer Schule von Technikern, die es besser wissen müssten als Laien, obwohl im Schulgebäudebau Vorsicht die oberste Prämisse der Entscheidungsfindung sein müsste! Das kann ich beim besten Willen nicht verstehen und damit auch nicht gutheißen. Den Zusammenhang Faraday'scher Käfig – Handystrahlung - Tinnitus wird heute wohl niemand untersuchen, niemand diese Untersuchungen finanzieren. Wenn sich dieser Zusammenhang über Jahre doch ergibt – mich würde es nicht wundern. Haben die schädlichen Auswirkungen etwa schon längst epidemische Züge angenommen?

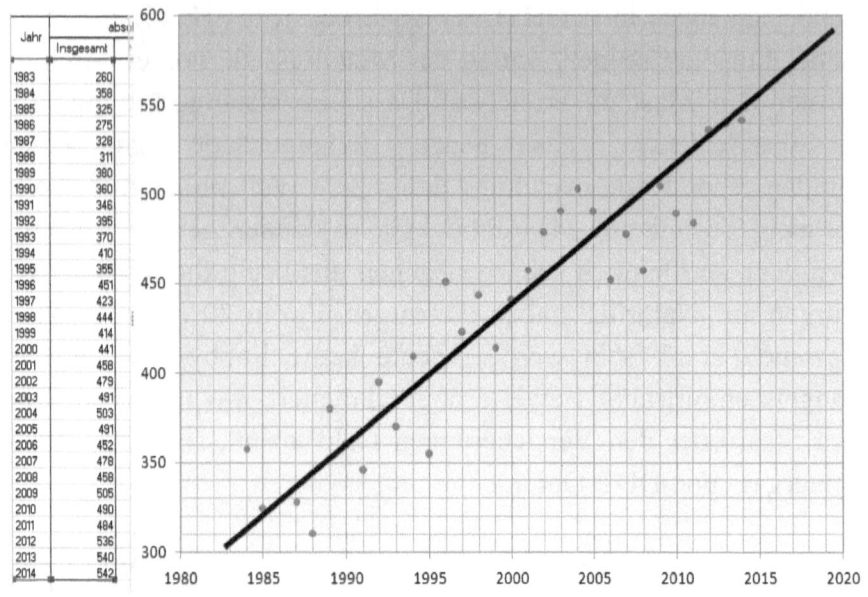

www.statistik.at/
Gehirn und Zentralnervensystem (C70-C72) - Krebsmortalität (Sterbefälle pro Jahr), Österreich ab 1983 – 2014

In obiger Grafik versuche ich, die Anzahl der Kopftumore in Österreich der Handy - Entwicklung gegenüberzustellen. Machen Sie sich selbst ein Bild. Meiner Ansicht nach haben Handy-Technologie und der PKW-Individualverkehr sehr viel gemeinsam. Natürlich wollen wir beides. Wir sollten aber um Details Bescheid wissen bzw. das nötige Bewusstsein schaffen. Oder fahren Sie heute ein Auto ohne Airbag?

Es drängt sich wieder einmal das Gefühl auf, dass der vielstrapazierte Slogan „Unsere Jugend ist unsere Zukunft" doch nachrangig gegenüber dem Profit ist. Warum muss es eine

Metallfassade sein, wenn die Firma Eternit in Vöcklabruck beheimatet ist und gute Alternativen bietet.

Nun, ich gebe zu, ich habe mich dagegen entschieden, den Landesschulrat einzuschalten, eigentlich habe ich nur mehr ungläubig den Kopf geschüttelt und jedem der es wissen wollte meine Sicht der Dinge gesagt. Meine damalige Entscheidung, wenn man unsere „Schulkultur" kennt, die da heißt „Wer etwas nach außen trägt ist ein Nestbeschmutzer", war richtig, dieser Ärger frisst aber noch heute in mir.

Anmerkung 2017: Heute denke ich, dass jeder, der mich als Nestbeschmutzer sieht von Blindheit beschlagen ist und gut auf seinen eigenen Weg achten soll.

Einschätzung der WHO: Die WHO folgt in einer Veröffentlichung aus dem Jahr 2011 der Einschätzung der Internationalen Agentur für Krebsforschung, die Handystrahlung als „möglicherweise krebserregend" einstuft. Eine Studie aus dem Jahr 2006 kommt zu dem Schluss, dass es genetische bedingte Unterschiede gibt, was die Empfindlichkeit des Menschen auf Strahlung durch Mobiltelefone betrifft.

Fruchtbarkeit: Weiterhin wird vermutet, die Strahlung der Mobiltelefone könne, wenn sie in der Hosentasche oder am Gürtel getragen werden, Männer unfruchtbar machen, da Spermien durch die Strahlung bewegungsunfähig werden könnten. Die Messungen beruhen jedoch teilweise nur auf ungenauen, unwissenschaftlichen Methoden, teilweise aber auch auf divergierenden Untersuchungen mehrerer Universitäten, die aber je nach Studien-Design zu unterschiedlichen Ergebnissen kommen und häufig zweifelhaft sind.

Empfehlungen des Bundesamts für Strahlenschutz(D):

Das Bundesamt für Strahlenschutz (BfS) „hält [...] einen vorbeugenden Gesundheitsschutz (Vorsorge) weiterhin für erforderlich. Deshalb ist die Exposition durch elektromagnetische Felder so gering wie möglich zu halten." Es empfiehlt kurze Telefonate, Vermeidung schlechten Empfangs, Mobiltelefone mit geringen SAR-Werten, Headsets, SMS und Festnetztelefonate. Es „spricht sich gegen die Vermarktung von Kinderhandys aus, selbst wenn diese durch den Blauen Engel gekennzeichnet sind."

> *„Schlecht sehen trennt den Menschen von den Dingen,*
> *schlecht hören von den Menschen."*
>
> Immanuel Kant (1724-1804)

8. Meine Krankengeschichte (Hörsystem symmetrisch)

Vor 2005: Ab meiner Pubertät hatte ich vor allem abends bzw. wenn es sehr ruhig war, ein hohes Rauschen, immer „symmetrisch im Hinterkopf" gehört. (Tinnitus, nach medizinischer Einteilung Stufe 1 von 4)

2005 und danach: Beim 1. Hörsturz wurde vom HNO-Arzt die Infusionstherapie (Standardtherapie) verschrieben. Ich wurde nach 3 Minuten Visitendauer mit den Worten beschieden: „Da kann man nichts machen, am besten gewöhnen Sie sich daran". Von Krankschreibung oder anderen Antistressmaßnahmen war nicht die Rede. Die Infusionen, die ich bei meinem Hausarzt bekam, meinen Job als Lehrer absolvierte ich wie üblich, haben mich stark zusätzlich belastet. Danach war der Tinnitus auf Stufe 2 von 4 und ich begann, alles zum Thema zu lesen.

2011 und danach: Beim 2. Hörsturz bekam ich wieder Infusionen, diesmal aber stationär im LKH Vöcklabruck, anschließend eine Ginkgotherapie und zuletzt 2 Hörgeräte (HG). Nach der Gewöhnung und Feineinstellung der Hinterohr-Hörgeräte (HHG) während des Tragens erlebte ich den Tinnitus auf Stufe 2, beim Herausnehmen der HHG den Tinnitus auf Stufe 4, also vor allem beim Einschlafen. Mit anderen Worten, die Hörgeräte schwächten meinen Tinnitus massiv.

Ab 2011 wurde meine Hyperakusis (Geräuschüberempfindlichkeit) immer schlimmer. Schullärm, Pausengeräuschkulisse unter Kollegen an der Schule, Geschirr wegräumen oder ein vorbeifahrender PKW bedeuteten Schmerz. Die Arbeit in der Klasse wurde sehr problematisch. Sie war ohne HG nicht mehr möglich, mit HG musste ich jedesmal, wollte ich einen Schüler verstehen wollte, auf ca. 1 Meter Distanz zum Schüler, um bei normalem Klassenlärmpegel hören und verstehen zu können, was einen flüssigen Unterrichtsablauf erschwert.

Mit 20.12.2011 wurde mir mit Bescheid (OB:933 792) vom Bundessozialamt (BSA) eine 30%ige Behinderung zuerkannt.

Anfang 2013: 3.Hörsturz, stärkster Tinnitus Stufe 4, auch beim Tragen der Hörgeräte und stärkste Hyperakusis.

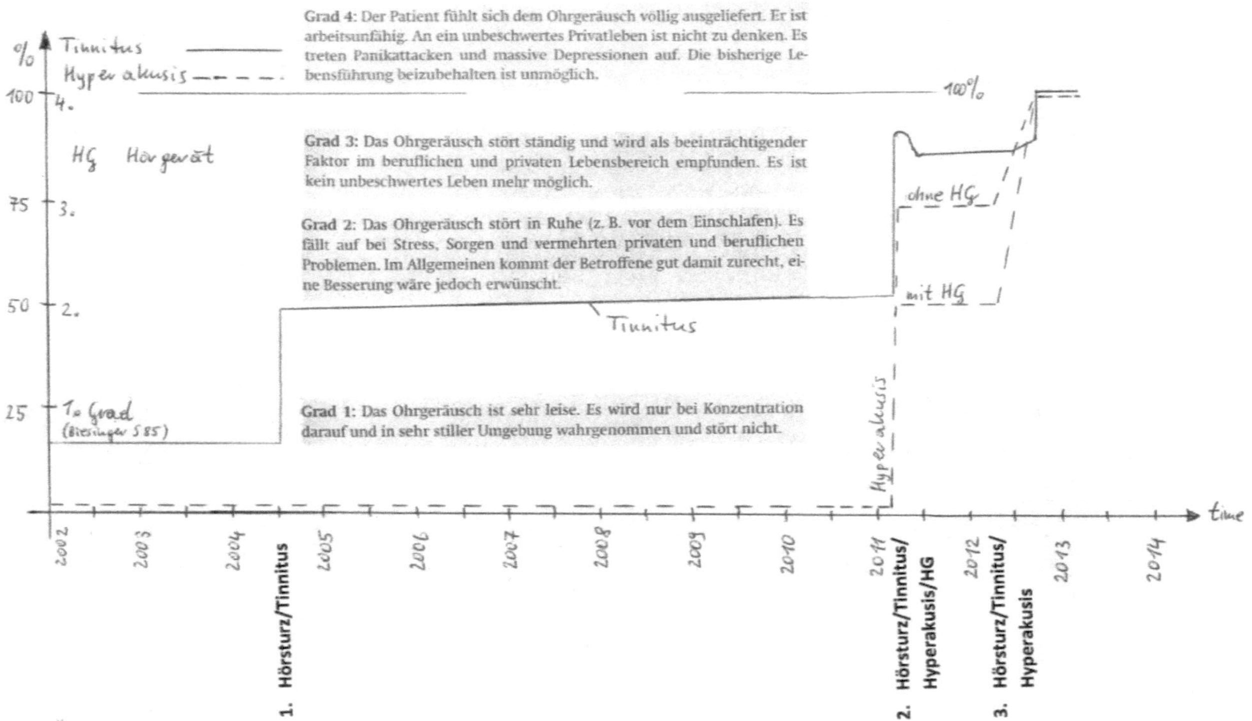

Dipl. Ing. Michael Opelt

Grad 4: Der Patient fühlt sich dem Ohrgeräusch völlig ausgeliefert. Er ist arbeitsunfähig. An ein unbeschwertes Privatleben ist nicht zu denken. Es treten Panikattacken und massive Depressionen auf. Die bisherige Lebensführung beizubehalten ist unmöglich.

Grad 3: Das Ohrgeräusch stört ständig und wird als beeinträchtigender Faktor im beruflichen und privaten Lebensbereich empfunden. Es ist kein unbeschwertes Leben mehr möglich.

Grad 2: Das Ohrgeräusch stört in Ruhe (z.B. vor dem Einschlafen). Es fällt auf bei Stress, Sorgen und vermehrten privaten und beruflichen Problemen. Im Allgemeinen kommt der Betroffene gut damit zurecht, eine Besserung wäre jedoch erwünscht.

Grad 1: Das Ohrgeräusch ist sehr leise. Es wird nur bei Konzentration darauf und in sehr stiller Umgebung wahrgenommen und stört nicht.

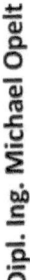

1. Hörsturz/Tinnitus
2. Hörsturz/Tinnitus/Hyperakusis/HG
3. Hörsturz/Tinnitus/Hyperakusis

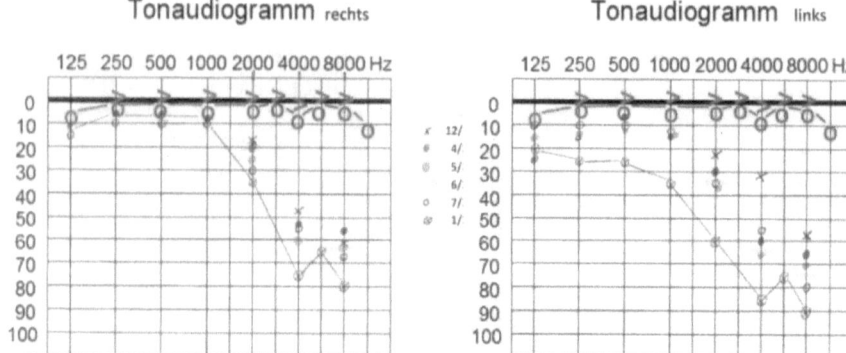

Mein Hörleistungsverfall von
2005 bis 2013

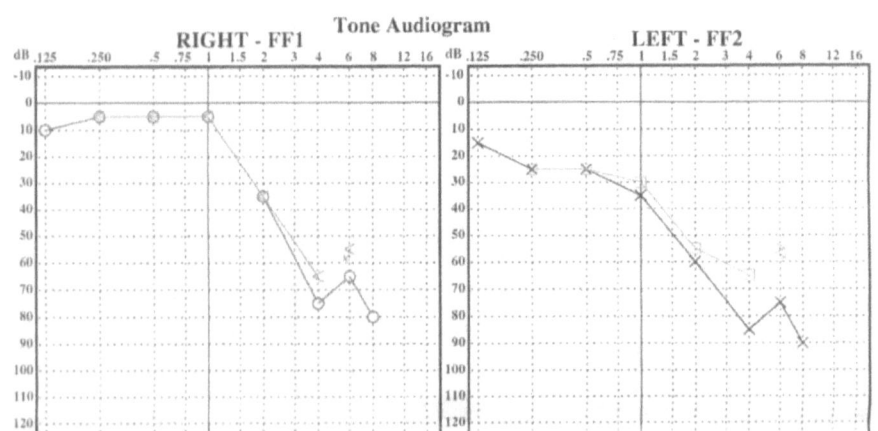

Meine Hörkurve vom Jänner 2013

Gespräch mit dem HNO-Primar im LKH Vöcklabruck am 6.2.2013:

Der Herr Primar sieht in meiner Hörkurve eindeutig einen Hochtonschaden, also die Härchen in diesem Frequenzspektrum sind großteils zerstört. Bei 4-8 Kilohertz brauche ich etwa den 1000-fachen (60dB bis 10.000-fachen (80dB) Schalldruck, um etwas zu hören. Das ist irreparabel. Es helfen nur 2 Hörgeräte (2011). Gegen den Tinnitus und die Hyperakusis schlägt er auf jeden Fall weitere Lärmkarenz vor. Ich bin daher dieses Mal seit Jänner 2013 im Krankenstand.

Weitere Möglichkeiten, die Hyperakusis zu verbessern, sieht er im Medikament Trinnitin (stationäre Behandlung) bzw. in der Retraining-Therapie, deren Kosten aber noch nicht von der Krankenkassa übernommen wird. Natürlich werden die verbleibenden Härchen durch Einkoppelung der Hörgeräte stark beansprucht.

Patientenerklärung für LKH Vöcklabruck am 6.2.2013, nach der 10-tägigen Cortisoltherapie:

Die **3. Standardtherapie** (2005, 2011 und 2013) hatte für mich wieder markante **Nebenwirkungen** wie **Schlafstörungen, Depression und starke innere Unruhe.** Ich bin zutiefst überzeugt, dass meine Beschwerden nichts mit der Durchblutung des Innenohres zu tun haben. Nach bisheriger Literaturdurchsicht und Teilnahme an Selbsthilfegruppen gehe ich bei mir von einer neurologischen und psychosomatischen Situation aus, natürlich stark gekoppelt mit der Hochton-Schwerhörigkeit.

Meine Therapien seit 2005:

Akupunktur bei einem Han- Chinesen
Joga
Autogenes Training
Bodyresonanz nach David Crean
Egger (Heilpraktiker)
Psychotherapie (Schreibtherapie)
„Hineinhorchtherapie" nach Dr. Klaus M. Hocker
Kinesiologie (2 Therapeuten)
TCM
Bewegungs- und Schlaftherapie
Ginkgo Therapie
„Retraining nach O.M."
Standard Therapie (Cortisol, Trental) 2005, 2011 und 2013)

Sichtlich muss man altern,
wenn man lange
auf dieser Welt bleiben darf.
   String-Gedanke einer Telomerase

9. Eine Krankheit der Lehrer? - Zur Psychosomatik von Hörstörungen

Aus „**Erbarmen mit den Lehrern …**", Dr. Med. Helmut **Schaaf**, Oberarzt der Tinnitus Klinik Dr. Hesse, Bad Arolsen (Deutschland, 2008):

Seite 7,8
„Bei so viel „Unverständnis" und fehlender struktureller und individueller Unterstützung kann es nicht ausbleiben, dass auch Lehrer krank werden. Es sind offensichtlich überdurchschnittlich Erkrankungen, die direkt mit psychischen Belastungen zusammenhängen. So wundert es kaum, dass über 50% der vorzeitigen Berentungen aufgrund von psychosomatischen oder gar psychiatrischen Erkrankungen ausgesprochen werden. Das Durchschnittsalter für Pensionierungen aus Krankheitsgründen liegt bei Lehrern bei 54 Jahren. Überraschen könnte allenfalls, dass noch 10% der Lehrer das vorgesehene Rentenalter erreichen."

Seite 39
„So erstaunt es wenig, dass 1999 – nach Angaben des Statistischen Bundesamtes – 62% aller Lehrer wegen krankheitsbedingter Dienstunfähigkeit frühpensioniert wurden. Nur 7% arbeiteten bis zur Regelaltersgrenze von 65 Jahren (Weber et al., 2004). Dies gilt für beamtete wie angestellte Lehrer gleichermaßen."

Seite 39

„Die Realität derer, die auszogen, das Lernen zu lehren, ist, dass sie auch das Fürchten kennenlernen mussten. Außerdem sollen sie in einer zunehmend beziehungsverwahrlosten Gesellschaft auch noch Sozialarbeiter, Streetworker, Psychologen, Philosophen, Wertvermittler, lebendige Vorbilder und engagierte Freizeitgestalter sein – um nur einige der ihnen inzwischen angedienten Aufgaben zu nennen´ "

****

Aus **„Tinnitus, Leiden und Chance"**, Dr. med. Helmut **Schaaf**, Oberarzt und Prof. Dr. med Gerhard **Hesse,** Leiter der Tinnitus Klinik, Bad Arolsen (Deutschland, 2011):

Seite 106

„Frankl (Viktor Frankl, Begründer der Logotherapie, Wien) zufolge macht uns nicht etwa das Leiden, das wir empfangen haben, böse, sondern das Leid, das wir erzeugen."

****

Aus **„Ich glaub', ich hör' nicht recht"** , 1. Aufl. Stuttgart: Schattauer 2011; V, 83, 114, 130, 153, 154, 167 von Dr. med. Karin Kippenhahn, HNO- Fachärztin in Berlin mit Schwerpunkt in Tinnitus:

Geleitwort

„In Deutschland kommt es jährlich bei circa 340.000 Erwachsenen zu einer Chronifizierung des Ohrgeräusches. Circa 8% der Bevölkerung sind mit dem Phänomen der Geräuschüberempfindlichkeit (Hyperakusis) vertraut."

Seite 83
„Gehörlosigkeit ist den Hörenden unbekannt. Wie man Blindsein erlebt, können wir erahnen, wenn wir die Augen schließen, aber die Ohren bleiben auf Empfang und selbst in scheinbarer Ruhe sind wir von leisen Geräuschen umgeben."

Seite 114
„In den ersten Jahrhunderten nach Christus gab man sich keine Mühe, Gehörlose zu fördern. Daran hatte damals die Kirche Schuld. Sie vertrat die Auffassung, dass die Sprache den Unterschied zwischen Mensch und Tier zeige. Wer nicht sprechen konnte, wurde nicht als Mensch betrachtet. Der Kirchenvater Augustinus (354-429) wird folgendermaßen zitiert: "Wer nicht hören kann, kann daher auch nicht glauben". Tatsächlich durften Gehörlose erst im 11. Jahrhundert kirchlich getraut werden, im 13. Jahrhundert durften sie beichten und 300 Jahre später das Mönchsgelübde ablegen."

Seite 130
„Die genaue Ursache des Geräusches (Tinnitus) ist unbekannt. Häufig spielt eine zusätzliche Hörminderung bei der Entstehung des Geräusches eine Rolle. Es gibt Hinweise darauf, dass Stress das Auftreten von Ohrgeräuschen fördert. Als gesichert gilt, dass Stress den Betroffenen ein bestehendes Ohrgeräusch lauter hören lässt. Chronische Ohrgeräusche kommen in der westlichen Welt häufiger vor als in den Entwicklungsländern, was man wahrscheinlich auf die stärkere Lärmbelastung in den Industrienationen zurückführen

kann. Wir wissen, dass in Deutschland knapp 3 Millionen Menschen, also etwa 4% der Bevölkerung, an chronischem Tinnitus leiden."

Seite 154
„Stressige Situationen sehen heutzutage natürlich anders aus als in der Steinzeit, in der die Menschen ihren Braten noch mit der Keule erjagen mussten. Stress tritt heutzutage eher in Form von Konkurrenzdruck auf der Arbeitsstelle, kritisch erlebten Äußerungen von Vorgesetzten oder berufsbedingten Ortswechseln auf, um nur einige Beispiele zu nennen. Ein uns unbekannter Reiz führt zur Ausschüttung der Hormone Adrenalin, Noradrenalin und Cortisol."

Seite 153
„Auch eine ständige Lärmbelastung wirkt als Stressfaktor und trägt dazu bei, Menschen krank zu machen. Dies ist im Rahmen einer umfassenden Studie über die Auswirkungen von nächtlichem Fluglärm, der einen Dauerlärmpegel von 40 Dezibel verursacht, nachgewiesen worden. (Greiser E., Greiserc:, Risikofaktor nächtlicher Fluglärm. Umwelt & Gesundheit 1/2010. Umweltbundesamt, Deutschland.)"

Seite 154
„Bleiben wir noch ein wenig bei unserem Beispiel vom Steinzeitmenschen: Er sitzt im Wald und hört hinter sich ein Rascheln und anschließend das Knurren eines Säbelzahntigers. Die Stresshormone Adrenalin und Cortisol werden in das Blut

ausgeschüttet, dadurch wird sein Körper im Bruchteil von Sekunden auf Kampf oder Flucht vorbereitet. Die Folge: Die Muskulatur wird besser durchblutet, damit er schneller fliehen kann. Das Herz schlägt schneller und der Blutdruck steigt, um die Durchblutung aller Organe und der Muskulatur zu verbessern. Die Energieträger, das heißt das „Benzin" für unsere Muskulatur, die all diese Vorgänge ermöglichen, sind Zucker und Cholesterin. Im Stress steigt der LDL-Cholesterinspiegel (Low Density) an. Diese Unterform des Cholesterins stellt einen Risikofaktor für Herz-Kreislauferkrankungen dar. Außerdem wird die Gerinnungsfähigkeit des Blutes gesteigert. Der Blutzuckerspiegel steigt, die Pupillen werden weiter gestellt, um auch noch bei schlechten Sichtverhältnissen den „Feind" ausmachen zu können. Auch das Innenohr wird durch die Adrenalinausschüttung in seiner Aktivität angeregt, was im ungünstigsten Fall die Entwicklung einer Geräuschüberempfindlichkeit oder eines Tinnitus begünstigt.

Im Stress werden alle Energiereserven für eine mögliche Flucht- oder Kampfsituation mobilisiert. Nun passieren diese Vorgänge aber nicht nur bei kurzzeitigem Stress, sie können bei Dauerstress auch den Körperhaushalt in Mitleidenschaft ziehen. Viele, die sich im Berufsleben von Kollegen oder dem Vorgesetzten gemobbt fühlen, verbrauchen durch das Gefühl Mobbing-Opfer, also Beute eines „Feindes" zu sein, ihre Energiereserven und fühlen sich schlapp, ständig müde und erschöpft."

Seite 167
„Dass Ausdauersport, und insbesondere Joggen, dazu führt, dass man sich „high" fühlt und die Aversion (Unlust an bestimmten Ereignissen/Handlungen) reduziert wird, konnte 2008 erstmalig auch bildlich dargestellt werden (mittels PET/Positronen-

Emissions-Tomografie). Beim Ausdauersport werden Endorphine ausgeschüttet, das sind körpereigene Opioide, die zum Stressabbau, zur Angstlösung, zur Stimmungsaufhellung und merklich verminderter Schmerzwahrnehmung beitragen. (Boecker H. et al. The Runner`s High:Opioidergic Mechanisms in the Human Brain. Cerebral Cortex 2008, 18 (11):2523-2531."

****

Aus „**Tinnitus; Ursachen und Behandlung von Ohrgeräuschen**" von Dr. med. Klaus M. **Hocke**, Fachazt für Neurologie, Psychiatrie und Psychotherapeutische Medizin sowie Chefarzt einer psychosomatischen Rehabilitationsklinik in Horn-Bad Meinberg,(1997)

Seite 32, 33

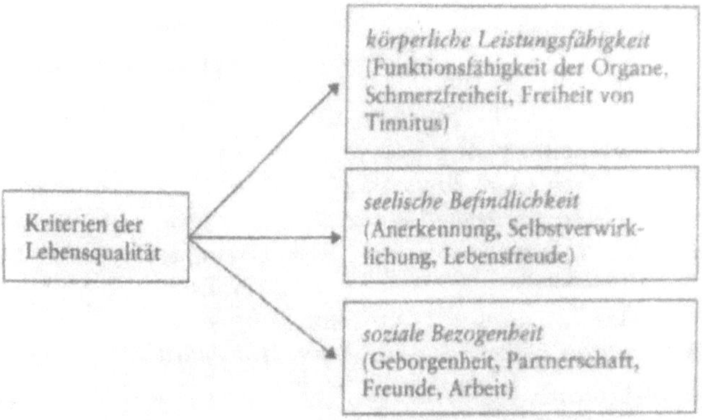

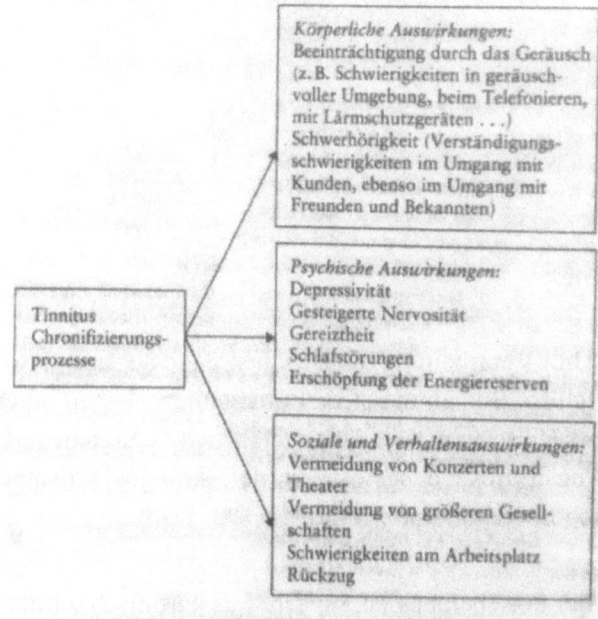

Abb. 5: Kriterien der Lebensqualität

Abb. 4: Chronifizierungsprozesse bei Tinnitus

Aus „**Tinnitus; Die Behandlung von Ohrgeräuschen**" von Dr. med. Eberhard Biesinger (2002)
Seite 42

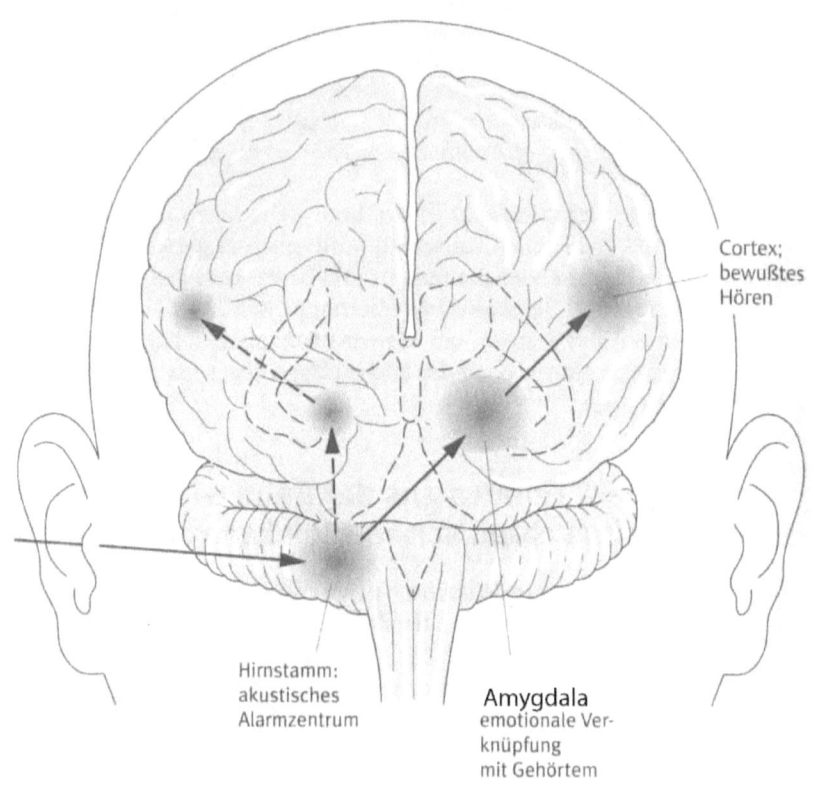

Hirnstamm: akustisches Alarmzentrum

Amygdala emotionale Verknüpfung mit Gehörtem

Cortex; bewußtes Hören

„Die Verarbeitung akustischer Signale und Informationen in unserem Gehirn. Bestimmte „Computerzentren" haben unterschiedliche Aufgaben: Im Hirnstamm werden „gefährliche" Signale erkannt und Flucht- und Angstreflexe ausgelöst. In der Amygdala (Mandelkern) wird Tinnitus abgespeichert und „gelernt".

Hier entscheidet sich, ob Tinnitus chronisch wird!"

Seite 85
„Wie hoch ist die Beeinträchtigung"
Diese Überlegungen haben zu einer Einteilung geführt, die den Grad der Belastung eines Patienten durch das Ohrgeräusch kennzeichnen soll. Eine solche Einteilung ist sinnvoll, weil sich daraus die Art und die Intensität der therapeutischen Bemühungen ableiten lassen.

Grad 1: Das Ohrgeräusch ist sehr leise. Es wird nur bei Konzentration darauf und in sehr stiller Umgebung wahrgenommen und stört nicht.

Grad 2: Das Ohrgeräusch stört in Ruhe (z.B. vor dem Einschlafen). Es fällt auf bei Stress, Sorgen und vermehrten privaten und beruflichen Problemen. Im Allgemeinen kommt der Betroffene gut damit zurecht, eine Besserung wäre jedoch erwünscht.

Grad 3: Das Ohrgeräusch stört ständig und wird als beeinträchtigender Faktor im beruflichen und privaten Lebensbereich empfunden. Es ist kein unbeschwertes Leben mehr möglich.

Grad 4: Der Patient fühlt sich dem Ohrgeräusch völlig ausgeliefert. Er ist arbeitsunfähig. An ein unbeschwertes Privatleben ist nicht zu denken. Es treten Panikattacken und massive Depressionen auf. Die bisherige Lebensführung beizubehalten ist unmöglich."

Seite 101
„ „Filter: Nicht nur bei Tinnitus"
Ein gutes Beispiel für die Bewertung und Verarbeitung akustischer Quellen im Gehirn ist die Mutter, die trotz tiefen Schlafes das Weinen ihres Kindes im Nachbarraum sofort wahrnimmt, als hätte

sie spezielle Antennen hierfür. Bei ihr hat sich der Geräuschkomplex „Schreien des Kindes" tief im Unterbewusstsein verankert. Das Auftreten dieses Signals wird vom Unterbewusstsein sofort weitergeleitet, es kann alle Filter passieren und wird deshalb wahrgenommen und erkannt.

Hat sich bei einem Tinnitus-Patienten das Ohrgeräusch ähnlich tief in das Unterbewusstsein eingegraben und ist es mit der entsprechenden Wahrnehmung verknüpft, so wird daraus eine ständige Aufmerksamkeit resultieren wie bei dieser Mutter.

Seite 104
„Karriere oder Tinnitus"
Jakob war in der Firma seines Vaters auf der Karriereleiter emporgestiegen und schließlich Chef geworden. Einen leisen Tinnitus hatte er schon länger bemerkt; mit steigender Belastung im Beruf hatte das Ohrgeräusch an Stärke und Belästigung zugenommen. Die Rolle des Chefs fiel Jakob schwer, weil er nun seinen bisher gleichrangigen Arbeitskollegen übergeordnet war und Verantwortung für sie übernehmen musste.

Die psychologische Diagnose brachte eindeutig zutage, dass das Ohrgeräusch am Wochenende leiser war und zu Wochenbeginn lauter wurde. Jakob ließ anklingen, dass er sich in seiner Position als Chef überfordert fühlte.

Psychologin und HNO-Arzt gemeinsam kamen zu dem Schluss, dass eine medizinische Therapie hier nicht sinnvoll war. Jakob entlastete sich durch die Einstellung eines Geschäftsführers, der weite berufliche Bereiche verantwortungsvoll übernahm. Das Thema Tinnitus löste sich für ihn damit völlig auf."

Seite 148
„**Beispiele eines Genusstrainings:**"
- Sich wieder einmal mit Freunden treffen
- Gut essen gehen
- Tanzen gehen; bei einer bestehenden Lärmempfindlichkeit am Anfang durchaus mit Gehörschutz
- Ins Kino gehen; bei einer bestehenden Lärmempfindlichkeit am Anfang durchaus mit Gehörschutz
- Eine Reise unternehmen
- Sich um ein Tier kümmern
- Ein spannendes Buch lesen
- Eine Wanderung unternehmen
- Sich bewusst einer Tafel Schokolade hingeben"

Die „Schaarschmidt Studie" (2001, 2003)

untersuchte im Auftrag des deutschen Beamtenbundes und von Lehrerverbänden mehr als 16.000 Personen in unterschiedlichen Regionen und verglich mit anderen Professionen.

Es wurde bei den betroffenen Menschen nicht nur die einwirkende Belastung untersucht, sondern auch die Möglichkeiten der Belastungs- und Krankheitsbewältigung dargestellt. Von den vier Grundmustern wurden die Muster G und S als gesundheitsstabil, die Muster A und B als letztlich risikoreich im Sinne einer psychosomatischen Erkrankung beschrieben.

In der Analyse der 7.000 untersuchten Lehrer ergab sich folgende Verteilung:

    17% G-Muster
    60% A und B Muster (risikoreich)
    23% S-Muster

Was folgt aus dieser und anderen Studien für die Gesundheitsprävention bei Lehrern? Welche vorbeugenden Angebote gibt es im Bereich der Lehrer? Wieviel hört man davon bei der Lehrerausbildung?

Weitere Kommentare:
Nach dem vierten Schwangerschaftsmonat hat sich die Hörschnecke, unser komplexestes Sinnesorgan, bereits voll entwickelt. Der Embryo hört bereits im Mutterleib. An der niederländischen Maastricht Universität fanden Forscher heraus, dass ein Fötus ab der 37. Woche in der Lage ist, sich Geräusche zu merken. Deshalb ist es sinnvoll, schon vor der Geburt mit dem Baby zu sprechen.

****

Gehörlose sind eine Minderheit (etwa 1 aus 1000, das sind für Österreich 8.000 Menschen, in Deutschland 82.000 Personen). Die Gebärdensprache wurde in Deutschland 2002 und in Österreich 2005 vom Gesetzgeber als Minderheitensprache anerkannt.

****

Das Langzeitstresshormon Cortisol beispielsweise zerstört wichtige Synapsen im Gehirn. Die Folge: Konzentration und Gedächtnisleistung sinken, die gefühlte Arbeitsbelastung steigt. Depression und Burnout sind also kein persönliches Versagen! Oft steckt ein gestörter Hormonstoffwechsel dahinter. Siehe www.spitzbart.com.

****

„Jeder neunte Österreicher ist wegen psychischer Probleme in Behandlung. 900.000 Menschen erhalten jährlich deswegen

Leistungen der Krankenkassen", zitiert Wirtschaftskammer-Präsident Rudolf Trauner Zahlenmaterial zum Thema psychische und psychosomatische Krankheiten in Österreich.

*Fantasie ist wichtiger als Wissen,
denn Wissen ist begrenzt.*
Albert Einstein

10. Wenn die Seele Alarm schreit

Traumatische Belastungen, Familienmuster und Tinnitus

Alarm, Alarm, ALARM!!!!!

Wir werden ständig alarmiert – durch die Probleme der Gegenwart, die Schrecken der Vergangenheit und die Ängste vor der Zukunft. Die Medien malen Untergangsszenarien an die Wand, in sadomasochistischer Lust am Negativen. In der Schule haben unsere Schwächen mehr Gewicht als unsere Stärken. Von Kindheit an werden wir auf Unglück und Misserfolg konditioniert.

Handys, Internet, Telefon, Kaffeemaschine, Küchenherd, Alarmpiepser, Funkgeräte, Diebstahlsicherungen, Maschinen, wummernde Bässe - alles klingelt, hämmert, giert nach unserer Aufmerksamkeit
Autos, Züge, Flugzeuge, Kinder, Presslufthämmer, Bagger, wütende Ehepartner - alles dröhnt uns die Ohren voll, gönnt uns keine Pause.
Ängste, Sorgen, Befürchtungen, Katastrophen, Tsunamis, Erdbeben, Kriege, Supergaus, Treibhauseffekt, Finanzkrisen, Weltuntergang, - alles treibt unseren Körper auf 100 Prozent, überspannt unser Nervensystem, ständig, immer, überall.

Selig, wer eine Almhütte sein eigen nennt - aber auch dort kann man nicht abschalten, auf Hektik und Spannung getrimmt:

Jahrzehntelang halten wir diesen Belastungen stand. Aber irgendwann kann unser Körper nicht mehr. Er schreit Alarm.

Seit Urzeiten wird Alarm akustisch vermittelt. Wenn die Urmenschen in den Savannen Afrikas des Nachts von Leoparden angegriffen wurden, konnte man die Gefahr nicht sehen, wohl aber hören. Ein panischer Schrei rettete der Sippe das Leben.
Auch heute sitzt der Alarmreflex in den Ohren. Zuviel davon tut dem Hörnerv nicht gut. So bekommen wir Tinnitus, Hörstürze, Schwerhörigkeit oder andere psychosomatische Krankheiten.

Ich kann das alles nicht mehr hören. Wenn doch nur endlich Ruhe wäre. Der Hörnerv tut uns den Gefallen. Dummerweise hören wir dann gar nichts mehr.

Ich will das alles nicht hören, ignoriere meine Probleme. Meine Seele ist anderer Meinung und schaltet auf Daueralarm. Dann lande ich mit Tinnitus auf der HNO- Abteilung. Die Ärzte können kaum helfen, so wird der Tinnitus chronisch, ein Leiden, das man hinnehmen muss. Das erzeugt erst recht Panik und das Klingeln im Ohr wird immer stärker.

Tinnitus hat organische Grundlagen wie Schalltraumen, Abnutzung, Genetik. Der Kern der Genese ist aber ein seelischer und unsere Psyche kann den Tinnitus heilen. Wenn es uns gut geht, regt uns das Pfeifen nicht mehr auf. Und irgendwann vergessen wir ganz darauf.

Nachdem ich jahrelang Tinnitus-Patienten behandelt hatte, bemerkte meine Frau eines Tages trocken: „Das habe ich auch seit zwanzig Jahren. Aber es ist mir egal. Es kommt und geht. Wenn ich überlastet bin, ist es da. Wenn es mir gut geht, ist es weg. Der Tinnitus ist mein geringstes Problem. Ich kann gut damit leben."

Meine Patienten konnten nicht gut damit leben. Der Tinnitus war eine ständige Qual und machte das Leben unerträglich. Die Aufmerksamkeit konzentrierte sich immer mehr auf das grässliche Geräusch und dieses wurde immer lauter.
Anfangs äußerten die Patienten Ängste, dass das Pfeifen nie wieder verschwinden würde, suchten nach einer organischen Ursache, die ihnen kaum jemand liefern konnte.
Langsam dachten sie dann über ihre Situation nach, sprachen über die Belastungen, unter denen sie litten.

Eine erste Ahnung von der seelischen Bedeutung des Symptoms lieferte der Klang des Geräusches selbst. Manche Töne ähnelten dem Luftschutzalarm im Krieg, der nicht aufhört, da der Bombenhagel im Kopf weitergeht. Andere waren wie eine Feuerwehrsirene, die nicht mehr abgestellt werden kann, da das Feuer weiter brennt. Manche hatten einen Kelomat im Ohr, der pfeift, weil der Duck ständig ansteigt.
Wenn es nur endlich aufhören würde…
Was muss ich loslassen, damit sich das Ohr entspannt?
„Über allen Wipfeln ist Ruh…"

Wann haben wir das letzte Mal die Ruhe gehört?
Nichts tun müssen,
nichts reden müssen,

nichts hören müssen,
die Stille der eigenen Seele hören.
Das Ohr nach innen richten
in die Ruhe des eigenen Selbst.

Nach meiner Erfahrung schreit die Seele nicht umsonst Alarm. Auch wenn die Ursache vergessen oder vertuscht wird, der Tinnitus hat seinen Grund.

In den Tiefen unserer Vergangenheit finden sich traumatische Erfahrungen:

> Familiengeheimnisse,
> Kriegsverbrechen,
> Trauer um zu früh Verstorbene,
> Unterdrückung,
> Gewalt,
> Vertreibung,
> Vergewaltigung,
> Kindesweglegung,
> Kindesmisshandlung,
> Mord,
> Todeswünsche,
> Gestohlene Erbschaften,
> Diebstahl,
> Arisierung und Ausgrenzung.

Das Unrecht schreit zum Himmel
und lässt unsere Seele nicht ruhn.
Und der Alarm tönt weiter.

Schlimmes wird gern vergessen, Traumatisches oft vertuscht. So werden uns Informationen vorenthalten, die wir zur Lösung des Tinnitus bräuchten.

Vergessen nutzt aber nichts
denn unser Körper vergisst nichts
zum Alarm kommt nur die Verwirrung dazu.

So zermartern wir uns mit quälenden Fragen:
Was bedeutet der Tinnitus?
Eine Fehlfunktion meines Gehirns?
Schlechte Gene?
Werde ich verrückt, weil das Pfeifen mich verrückt macht?

Oder glaube ich an mich selbst und meine Fähigkeit, gesund zu werden?

Was kann ich tun um zu gesunden?
Die Aufmerksamkeit auf das Hier und Jetzt konzentrieren
Den Tinnitus nicht beachten.
Verhaltenstherapie
Mein Leben ändern
Stress vermeiden
gesund ernähren
bewegen
entspannen

Am wichtigsten ist es, die Probleme zu erkennen, die den Tinnitus verursachen. Alte Muster, die uns prägen, Familiengeheimnisse, die uns seit Generationen quälen, machen Sie eine Psychotherapie oder eine Familienaufstellung.

Akzeptieren Sie den Tinnitus als Signal für ungelöste Probleme. Machen Sie den Pfeifton überflüssig, indem Sie bewusste und unbewusste Konflikte verarbeiten.
Dann gelingt es, das Leben so zu gestalten, dass es dem Sinn meiner Seele entspricht. Dann gelingt es, lustorientiert zu leben, Altes und Unangenehmes loszulassen.

Seit 20 Jahren kommen Tinnituspatienten in meine Praxis und zu meinen Aufstellungsseminaren. Je mehr sie sich selbst erkennen, desto unwichtiger wird der Tinnitus. Irgendwann vergessen Sie darauf. „Ach ja, der Tinnitus, den habe ich schon länger nicht mehr gehört. Er taucht nur auf, wenn ich ein Problem habe. Und dann komme ich halt wieder zu Ihnen."

Ich kann nicht garantieren, dass der Tinnitus für immer verschwindet. Wohl aber, dass er aufhört, ein Problem zu sein. Er bleibt der Alarm unserer Seele und hilft uns, Probleme zu erkennen. Aber jede Sirene kann man auch ausschalten. Sobald das Feuer gelöscht ist.
Akzeptieren wir den Alarm. Denn er rettet uns oft das Leben.
Aber wir können aufhören, unser Leben durch ständigen Alarm zu vergiften.

Stellen Sie sich zum Schluss vor, Sie hätten eine wunderbare Nachricht erhalten, den schönsten Ton gehört, der Klang von Liebe und Freundlichkeit hallt in Ihren Ohren nach.

Sie spüren ein wunderbares, wärmendes Gefühl, das sich in Ihren Ohren ausbreitet, fein und zart, wie es nur die Liebe zu erzeugen vermag. Es dringt in Ihr Gehirn, erfasst schlussendlich den ganzen Körper. Geben Sie sich ganz diesem Wohlklang hin.

Und nun beschließen Sie, nur mehr gute Worte in Ihre Ohren zu lassen. Bei Misstönen klappen Sie die Ohren zu, hören einfach nicht hin.

Und die Harmonie des Lebens heilt Ihr Gehör.

Pause – Fortsetzung wenn gewünscht
****

Beispiele (Memo) über Tinnitus mit seelischer Ursache aus eigener Praxis:

Schulverwalter:
Nachkomme eines Grafen, als Kind abgelehnt, sollte Pfarrer werden, Einnässen im Internat, herzlose Eltern, von Direktorin abgelehnt, unterschwellige gehemmte Aggression, kein Selbstbewusstsein. Ablehnung der Kinder seit Generationen, da der Bastard des Grafen nichts wert ist.

Bankbeamter:
Als Kind keine Liebe gekommen, herzlose Mutter, diese selbst ohne Mutter aufgewachsen, Ehefrau hat Freund und ist lieblos, fühlt sich von Chef abgelehnt und gemobbt. Steigert sich total in den Tinnitus hinein.

Sozialarbeiterin:
Überlastet von schwierigen Fällen, kann nichts mehr hören, Hörsturz, Tinnitus, vom Vater missbraucht, sexuell und mit Schlägen, Vater war abgelehntes Kind, dessen Mutter wurde zwangsverheiratet, damit sie sich vom Grafensohn trennt.

Jurist:
Kann die Kriegsgeschichten und die Gewaltverherrlichung seines Vaters nicht mehr hören. Vater und Onkel sind bis zum Tod überzeugte Nazis, die ihre Kriegstraumatisierung nie überwunden haben und sich nur durch Idealisierung des Krieges aufrecht halten.

Pressereferent:
In rechtsnationalem Milieu aufgewachsen, verliert bei schlagender Verbindung sein halbes Ohr, Tinnitus taucht auf, als er sich innerlich immer mehr von diesem politischen Milieu entfernt, Sinnkrise, Depression. Großvater in Kriegsverbrechen verwickelt, die idealisiert wurden und tabu blieben.

Ingenieur:
Als Lehrer überlastet, Ehekrise, wohnt im Haus seiner Mutter, die das Ehepaar schikaniert, Vater wurde enterbt, Großvater hat 1923 alles verloren, Erbschaftsstreitigkeiten seit Generationen, Hass zwischen den Brüdern, Bruderkrieg wegen dem Haus der Mutter, als diese stirbt – Tinnitus, Hörsturz.

Bürokaufmann:
Sohn eines Bestatters, von Kind an unter den Leichen aufgewachsen, Vater erzählt gruselige Todesgeschichten, Mutter hat als Kind die Bombardierung von Dresden überlebt und seitdem

unverarbeitete Ängste. Zwei verschiedene Tinnitus-Töne ähneln dem Brummen der Bomber und dem Fliegeralarm.

Rüdiger Opelt
Vortrag am Jubiläumskongress der deutschen Tinnitus-Liga
1. bis 3 Juli 2011, Bonn, Gustav Stresemann Institut

Vielleicht der größte gesellschaftliche Dienst,
der dem Lande und der Menschheit erwiesen werden kann,
ist, Kinder aufzuziehen.

(George Bernhard Shaw)

11. Was noch zu sagen wäre (April 2013)

Kinder zu erziehen ist eine der schönsten Aufgaben im Leben, davon bin ich überzeugt. Vieles läuft gut im Erziehungssystem, aber einiges gehört dringend verbessert. Es ist hinlänglich bekannt, dass z.B. Europa nur durch Innovationskraft gegen die preisgünstigen Nachbauer aus Fernost bestehen kann. Wobei die Frage, wer am fernöstlichen Produkt am meisten verdient, gerade einer Verschiebung in Richtung Osten unterworfen ist. Wenn Innovation die Basis für unser wirtschaftliches Überleben sein soll, dann müssen wir Allem voran in Bildung, Forschung und Entwicklung noch besser werden.

Wenn nun einzelne Defizite bei Kindern oder Schülern erkannt werden, sollten umgehend dementsprechende Interventionen erfolgen. Wenn es denn nötig ist, rechnen sich
- frühe Interventionen in Familien,
- frühe besondere Sprachförderung,
- frühe therapeutische Maßnahmen bei Kindern im Kindergärten, Volks- und Hauptschulen,
- Förderungen nach Bedarf bis hin zur Matura, einzeln, als auch in Gruppen.

Natürlich bedarf Förderung der Freiwilligkeit und kann nur funktionieren, wenn gute Qualität bei hoher Flexibilität gegeben ist.

Da sich die kommunistische Marktwirtschaft (Planwirtschaft) genauso überholt hat wie der liberale Finanzkapitalismus (2013 in der Praxis leider noch nicht ganz), wird sich in der Schule, im Therapie- und Förderbereich wie in anderen Bereichen eine neue Ökonomie (Gemeinwohl) etablieren müssen, wenn wir unseren Innovationsvorsprung nützen wollen. Begriffe wie Miteinander, Kreislaufwirtschaft, Ganzheitliche Ökologie, Sozialverhalten, Mitarbeitervertrauen und deren Messung und Bewertung werden bereits praktisch angewandt.

Ich glaube, dass die Politik im Schulsystem zwar den äußeren Rahmen festlegen sollte, die jetzige Gesetzgebung aber viel zu weit ins Detail greift. Ich habe von Ländern im Norden Europas gelesen, in denen 20 Eltern beschließen können, eine Schule ihrer Vorstellung zu organisieren und alles soweit bezahlt bekommen wie jede andere Schule auch.

Was eine gute Schule ist, hängt von der im Konsens gelebten Überzeugung der Eltern und Lehrer ab. Schauen Sie sich im Vergleich dazu das katholisch durchdrungene österreichische System an. Vergleichen Sie eine „Freie Schule Graz", eine Waldorfschule oder eine Montessori-Schule in ihren Mitteln und Möglichkeiten mit den Mitteln der öffentlichen und der katholischen Institutionen: Wer sein Kind in eine nicht-kirchliche Privatschule schickt, wird für diesen Eigensinn bestraft, indem er doppelt für die Schule zahlen muss: einmal durch seine Steuern, aus denen die öffentlichen Schulen bezahlt werden, ein zweites Mal durch sein Schulgeld, das allein die Gehälter der Privatlehrer finanziert. Das ist die österreichische Gleichheit vor dem Gesetz!

Warum ist die Mehrheit der Schulen für Kindergartenpädagogik katholisch? Der frühkindliche Einfluss ist zutiefst prägend. Die Frage ist nur, in welche Richtung wollen wir unsere Kinder beeinflussen? Erziehung ist Beeinflussung, und wer legt die Richtung fest?

Artikel 7 des Bundesverfassungsgesetzes

(1) Alle Staatsbürger sind vor dem Gesetz gleich. Vorrechte der Geburt, des Geschlechtes, des Standes, der Klasse und des Bekenntnisses sind ausgeschlossen. Niemand darf wegen seiner Behinderung benachteiligt werden. Die Republik (Bund, Länder und Gemeinden) bekennt sich dazu, die Gleichbehandlung von behinderten und nichtbehinderten Menschen in allen Bereichen des täglichen Lebens zu gewährleisten.
(2) Bund, Länder und Gemeinden bekennen sich zur tatsächlichen Gleichstellung von Mann und Frau. Maßnahmen zur Förderung der faktischen Gleichstellung von Frauen und Männern insbesondere durch Beseitigung tatsächlich bestehender Ungleichheiten sind zulässig.

Wenn unsere Verfassung die Gleichheit von Mann und Frau vorsieht, sollte diese auch einer Überprüfung in der Praxis standhalten. Dies ist speziell in der Pädagogik wichtig, die mehrheitlich von Frauen getragen wird. Die Gleichstellung von Mann und Frau ist auch für die Schüler bedeutsam, die für die Zukunft dringend „weiblicher" Fähigkeiten, wie Kooperation, Einfühlung und Verständnis, bedürfen.

Wie sieht aber die Realität in der Praxis aus? Die „weiblichen", sprich emotionalen und sozialen Fähigkeiten, kommen im Lehrplan bestenfalls in Nebensätzen vor, die Männerwerte Leistung, Logik und Durchsetzungsvermögen bestimmen weiterhin die Lernprogramme. Was haben Noten in der Volksschule verloren? Wer untersucht den Moment im

Schülerleben, wo die Freude an der Schule verlorengeht? Dies ist immer noch die Regel, obwohl die emotionale Intelligenz wie auch die Freude am Tun längst als wichtige Erfolgskriterien wissenschaftlich nachgewiesen sind.

Berufe, die mehrheitlich von Frauen ausgeübt werden, wie Pädagogik, Pflege, Kinderbetreuung, etc. sind schlechter bezahlt als Männerberufe (Technik, Wirtschaft). Sind also die Frauen, die sich immer zahlreicher als Lehrer engagieren, schuld daran, dass der Schule immer weniger Mittel zufließen? Oder ist es vielmehr unser antiquiert patriarchalisches Wertesystem, das der Verfassung eklatant widerspricht? Wie viele Lehrerinnen stehen wie vielen weiblichen Führungspositionen gegenüber? Warum ist die wirtschaftliche und politische Macht in Österreich wie in der EU nach wie vor zu 90 % männlich? Das Problem ist seit Jahrtausenden dasselbe: Warum soll jemand am Futtertrog seine Gourmet-Ration freiwillig beschneiden? Wenn dies schon nicht freiwillig passiert, so könnte es wohl friedlich passieren. Um mit Worten des ehemaligen Bundeskanzlers Kreisky zu sprechen: „Lernen Sie Geschichte"!

Haben die heutigen Mütter wirklich und flächendeckend die Wahlfreiheit, bei den Kindern zu bleiben oder weiter ihren beruflichen Ambitionen zu folgen? Ich sage nicht, was richtig für die Einzelne ist. Eine gute Kinderbetreuung in der Nähe, auch auf dem Land, ist Grundlage dafür, dass Frauen auch vermehrt beruflich Erfolg haben können. Dass Frauen frei entscheiden können, ist das Ziel. Wie sieht die Gleichstellung der Geschlechter nun aus, wenn Frauen anders denken, eine andere, ich glaube feinfühligere, bessere Politik machen würden, aber nur durch

Anpassung an mehrheitlich männerdominierte Systeme in gehobene Positionen gelangen?

Oder nehmen wir die Einkommensverteilung. Ist es gottgegeben, dass Frauen in Österreich um 25% weniger verdienen? In den Geschäftsführungen von Firmen im ATX-Börsenindex beträgt der Frauenanteil 3,5 Prozent. Noch ein Unterschied: anderswo wird das nicht hingenommen. Immerhin vergibt der Staat 38 Milliarden Euro pro Jahr an Aufträgen (Profil 2010). Selbst in der als besonders wirtschaftsliberal bekannten Schweiz ist die Auftragsvergabe an die Gleichstellung von Frauen/Männern in den Firmen gekoppelt.

Das Verhältnis Mann-Frau, wie das Verhältnis Grundgehalt – Spitzenverdienst, ist politisch nicht dem freien Spiel der Kräfte zu überlassen. Gesetzliche Rahmenbedingungen gehören vom Volk formuliert und nicht von den über 7.000 Lobbyisten (Schätzung), die sich z.B. allein in Brüssel um derlei bemühen. Ende des ersten Jahrzehnts im Zweiten Jahrtausend unserer Zeitrechnung stellt sich das Verhältnis von Mindestverdiener (HARZ IV) zu Maximalverdiener wie folgt dar:
Österreich   1:   800
Deutschland   1:   5.000
USA   1: 365.000

Wundert es jemand, wo der letzte Finanzskandal seinen Anfang nahm? Welche Leistung bringen reiche Erben? Welche Schuld hat ein „einfacher Geist", wenn er nur Pflichtschule abschließt? In vielen Gruppenveranstaltungen zu diesem Thema wurde ein Verhältnis von 1:10 bis 1:50 erkannt, was ein Mensch mehr verdienen sollte als ein anderer, nur weil er „gescheiter" oder

„reicher" geboren wurde. Ja, das grenzt an Enteignung nach der heute durch die Medien transportierten Sicht, nimmt Einzelnen die Aussicht ebenfalls unanständig reich zu werden (siehe Formate wie Germany's Next Top Model). Aber haben Sie schon von den Mechanismen des Zinseszins-Systems gelesen? Ab einem Vermögen (Finanz und Immobilien) von ca. € 1.000.000.- gehören Sie automatisch zu den Gewinnern des jetzigen Geldsystems. Ist nun ein Volk fähig, diesen schreienden Ungerechtigkeiten Einhalt zu gebieten? Einzeln geht es nicht.

Nützen wir die Chancen, die das World Wide Web bietet. Legen wir in den Verfassungen fest, wie viel jemand verdienen darf. Frauen-Passus haben wir schon, umgesetzt muss er werden. Führen wir moderate Vermögenssteuern ab € 1 Mio. Vermögen ein und schließen wir endlich die Steueroasen und Schlupflöcher. Die Analysen der Ist-Situation und die Handlungsmodelle sind da. Lösungen werden aber mit hoher Wahrscheinlichkeit nicht von oben kommen. Mein Wunsch, der Wunsch vieler, nach einer vollständig neuen Politik kann in Erfüllung gehen. Die jetzige „stille Enteignung" mit Zinsen weit unter der Inflationsrate dient ja wieder nur den wohlhabenden 10% der Gesellschaft.

Zurück zum Thema Schule. Spirituelle Entwicklung ist zweifellos eine wichtige Dimension der Erziehung, die Pädagogik sollte aber das gesamte Spektrum geistiger Erfahrungen und Entdeckungen anbieten, um den Schülern eine optimale, aber auch individuelle Charakterbildung zu ermöglichen. Was Schülern angeboten wird, ist in der Regel der katholische Religionsunterricht – aus meiner Sicht eine unzulässige Reduzierung auf eine sehr enge

Weltansicht. Warum ist der Religionsunterricht mit 2 Stunden pro Woche bis zur Matura immer noch in Stein gemeißelt?

Antwort: Weil es ein Gesetz zwischen Österreich und dem Vatikan gibt (Konkordat zwischen dem Heiligen Stuhl und der Republik Österreich vom 5. Juni 1933), das zuletzt von Dolfuß`s Leuten (Austrofaschisten) ausverhandelt wurde. In diesem Gesetz steht auch, welche Zuwendungen bzw. Privilegien die Kirche, aus meiner Sicht ein reiner Machtverein, sonst noch bekommt. Lieber geduldiger Leser, ich bin ein gläubiger Mensch, aber von den Mustern der großen monotheistischen Religionen habe ich mich schon mit 14 Jahren zu verabschieden begonnen.

Meine Spiritualität versucht die letzten 100 Jahre technischen Wissens mit zu berücksichtigen (Existenz von mehr als 4 Dimensionen, Zeit, die stillstehen kann, Negativzeit, Fluktuationen im leeren Raum, viele bewohnte Planeten, sogenannte Exoplaneten). Auch die östlichen Religionsideen gehören in der Ausbildung unserer Kinder und Jugendlichen berücksichtigt. Damit ist ein „vor/nach dem Tod" nur aus menschlicher Sicht zulässig oder anders ausgedrückt: „Gott schickt keinen Sohn – vor allem wann – und in welches Universum?".

Doch jeder soll glauben, was er für richtig hält. Das ist gelebte Freiheit. Wenn ich sage, dass ich aus der Kirche ausgetreten bin, werde ich oft als Atheist oder Agnostiker bezeichnet. Da frage ich mich immer – woher nehmen diese Leute ihre Überheblichkeit? Früher wurde von Amts wegen noch „O.B." auf verschiedenen Amtspapieren eingetragen. „O.B." heißt „ohne Bekenntnis" für den Beamten. Nun, das war für mich nie ein Problem, denn für mich heißt es „Opeltsches Bekenntnis". Wenn also dann die Kirche alles zurückgibt, was sie unseren Vorfahren trickreich (Ausschluss von Wissen, Wissensverfälschung, Inquisitions/Gewalt-Herrschaft, Ablasshandel, etc.) entwendet hat, dann hätte Österreich keine Staatsschulden mehr.

Dieses Thema ist gefährlich, gleichwohl unerschöpflich. Wussten Sie, dass ein Religionslehrer seine Lehrbefugnis letztlich vom Bischof bekommt? Diese Lehrbefugnis verliert er, wenn er nach einer Scheidung wieder heiraten möchte. „Wo lebe ich eigentlich", frage ich mich da, „im Mittelalter?". Giordano Bruno (17.2.1600, Tod auf dem Scheiterhaufen in Rom, ein Gelehrter, der nur seine Meinung sagen wollte) nützt es sicher nichts, wenn diese Kirche sich 400 Jahre später für seine Ermordung entschuldigt, wie bei Galileo Galilei.

Es ist sicher schwierig, wenn die „Firmenvorstände" einer Struktur wie der römisch katholischen Kirche ein Durchschnittsalter von ca. 75 Jahren haben und Ihr CEO seit 1870 (1. Vatikanisches Konzil) „Unfehlbarkeit" besitzt. Ich glaube, dass die Menschheit in naher Zukunft sehr große Probleme zu lösen hat und mächtige reaktionäre Strukturen, wie die Geschichte zeigt, in ihrer Selbsterhaltung dabei nicht förderlich für neue Lösungen sind. Unterstützen Sie das System? Zahlen Sie Kirchensteuer? Oder haben Sie wirklich Angst bei Austritt in die Hölle zu kommen?

Was ist mit der klaren Trennung von Kirche und Staat? Weltweit wird nur in drei Ländern die Kirchensteuer vom Staat eingetrieben (Deutschland, Österreich, Schweiz). Also, wenn Sie Schulden bei der Religionsgemeinschaft haben, kommt der staatliche Exekutor und pfändet Ihnen, was zu pfänden ist. Das Liberale Forum dachte laut über eine Neuverhandlung des Konkordats nach und war nach der nächsten Wahl (1999) nicht mehr im Parlament.

Traditionen sind wichtig, Religion ist wichtig, Kirchengebäude sollen natürlich erhalten bleiben. Beides ist finanzierbar, wenn man alle Einkünfte der Kirche auflistet. Ein Kirchenvolksbegehren wurde in Österreich organisiert (April 2013), dessen wichtigste Anliegen waren:

- Klare Trennung von Kirche und Staat
- Gegen Subventionen und Vergünstigungen der Kirchen im Ausmaß von jährlich € 3,8 Mrd.(A)
- Staatliche Aufklärung der kirchlichen Missbrauchs- und Vertuschungsverbrechen
- etc.

Leider zeichnet sich am Ergebnis die theophilosophische Fortschrittlichkeit der Österreicher punktgenau ab – oder sollte man das schwache Abschneiden dieses Volksbegehrens geschichtlich betrachten? Der 2. Weltkrieg forderte etwa 50 Mio. Tote. Etwa gleichviele Menschen wurden traumatisiert, verletzt oder vergewaltigt. Alleine die Reformation (Martin Luther) und die Gegenreformation (Rom) könnten etwa gleichviele leidtragende Menschen verursacht haben, da sind sich die Gelehrten uneinig; alles im Namen der richtigen Religion. Alleine im Dreißigjährigen Krieg (1618 bis 1648) überlebte in manchen Gegenden Europas nur ein Drittel der Bevölkerung. Es ist fast in unsere Gene eingebrannt worden, dass beim Thema Religionsphilosophie freies Denken lebensbedrohend sein kann.

Im Buch „Sind Götter", erschienen 2/2017 in amazon wird dieser großen Frage nachgegangen. Dies ist übrigens ein offenes Buchprojekt. Sie sind herzlich eingeladen daran teilzunehmen.

Weiter zur gegenwärtigen Politik.

Der Papst zwingt den 79. Großmeister des Malteserordens 2017 zum Rücktritt, wobei dieses Amt eigentlich auf Lebenszeit vergeben wird, weil dieser in Myanmar Kondome verteilen ließ. Wieviele Aids-Tote wären zu verhindern gewesen, wenn die Kirche die menschliche Sexualität als natürlich angenommen hätte? Eine Kirche ohne Angst und „schlechtem Gewissen" würde so wie die Jetzige natürlich nicht funktonieren.

Fritz Plasser, Universitätsprofessor am Institut für Politikwissenschaft der Universität Innsbruck und Dekan, schreibt im Profil Nr. 8/2013, Österreich sei eine Boulevarddemokratie geworden, 55% der Österreicher würden von keiner etablierten Partei mehr etwas wissen wollen und hierzulande Boulevardkampagnen weit über das hinausgehen, was die deutsche BILD- Zeitung betreibt, und zudem mit Steuergeldern und Politinseraten alimentiert. Wörtlich schreibt er „Die große Koalition hat einen Zustand erreicht, bei dem es kein Argument mehr gibt, sie fortzusetzen". Weiter unten im Absatz, die anstehenden Wahlen betreffend: „Damit wird eine Dreierkoalition wahrscheinlich – und das birgt erhebliches Konfliktpotential, schon bei der Regierungsbildung".

Laufen die wenigen, die noch zur Wahl gehen, nun in Scharen zu den Piraten oder Millionärsparteien oder wäre eine Wandlung von innen bei den großen Parteien, mit mehr und ernst zu nehmender direkter Demokratie nicht doch der bessere Weg?

Was geht das die Schule an, werden Sie fragen? Sehr viel, denn das Versagen der Politik führt seit Jahren zum Versiegen der finanziellen Mittel für die Bildung. Zu meiner Zeit hatte eine HTL-Klasse noch 46 Wochenstunden, heute hat sie 36. Alleine die Liste der Verschlechterungen und Einsparungen in meinem Bereich als HTL-Lehrer füllt eine lange Liste, sowohl unter Ministerin Gehrer, wie unter Ministerin Schmied. Welcher Minister kommt als nächstes in einer blau-bunten Koalition?

Bezüglich Ministerin Gehrer ist der Film STEALING KLIMT sehr aufschlussreich (the story of the recent struggle by Maria Altmann, a beautiful and elegant 90-years-old, to recover five Gustav Klimt original paintings stolen from her family by the Nazis in 1938) Sehen Sie sich diesen auf YOUTUBE an, da wird einem Vieles klar.

Bezüglich Ministerin Schmied bin ich nach wie vor in einer Art Schockzustand, was weiter alles eingespart wurde, was die „Neue Mittelschule" alles „kann" und wieviel Frust, Reibung und Etikettenschwindel dabei entstand.
Es wird als Fortschritt verkauft, was ein ständiger Rückschritt ist. Die finanziellen Mittel werden immer weniger, aber Themen wie Supervision für Lehrer, ernst zu nehmende Präventivmaßnahmen und Ombudsstellen für Lehrer und Schüler, Lehrer-Lebenszeitmodelle mit sanftem Ein- und Ausstieg, leichtere

Jobwechsel für Lehrer, positive Imagebildung für den Lehrberuf, Block- statt Stundenunterricht, jeden Tag Bewegung, Ganztagsangebote lückenlos, Ethik statt Religion, sind großteils ungelöst.

Unter einem Minister von Straches Gnaden könnte sich mein Schock wohl noch vergrößern. Denn alleine die (Nicht-)Integrationspolitik der rechten Parteien lässt bei mir die Nackenhaare aufstehen. Ich bin in erster Generation Vollösterreicher. Wann ist Ihre Familie nach Österreich gekommen? Wenn laut Statistik die Durchschnittsösterreicherin 1,6 Kinder bekommt, brauchen wir einen Zuzug von 20.000 Personen pro Jahr, um unser Bevölkerungsniveau zu halten. Steht nicht geschrieben „Alle Menschen sind gleich….." und „Liebet den Nächsten"? Doch gepredigt wird schon Jahrtausende anders als gelebt wird.

Ich bin zutiefst überzeugt, dass heutige Politik in ungesundem Maß durch Lobbyisten der Wirtschaft und der Mächtigen beeinflusst wird. Das Wohl des Volkes interessiert nur soweit, als alle vier Jahre Wahlen sind. Der Skandal um Ex Innenminister Ernst Strasser, der zu vier Jahren Haft verurteilt wurde, ist ja nur die Spitze des Eisberges.

Nehmen wir, um beim Thema Schule zu bleiben, die Bücher von Professor Dr. Dr. Manfred Spitzer, seines Zeichens Leiter der Psychiatrischen Universitätsklinik in Ulm, dessen Aussagen sich auf über 400 Forschungsberichte neueren Datums stützen. Das Buch „Vorsicht Bildschirm", 2006, dtv-Verlag und das Buch „Digitale Demenz", 2012, Droemer-Verlag, setzen sich kritisch mit dem Umgang neuer Medien auseinander. In detaillierter Darlegung warnt er eindringlich vor den Gefahren von Computer, Playstation und Co. Vor allem in jungen Jahren.

Medienpädagogen und Politiker wollen immer noch Notebooks, teils auch in der Volksschule. Wo bleibt die unbekümmerte Spielzeit als Kind? In Südkorea beispielsweise, dem Land mit der höchsten Dichte von digitalen Medien in Schulen, waren nach Angabe des dortigen Bildungsministers bereits im Jahre 2010 zwölf Prozent der Schüler internetsüchtig.

Auch hören wir seit Jahren, dass das Pensionssystem reformiert werden muss, wir älter werden und daher länger arbeiten sollen. Fakt ist, dass die Pensionen immer schlechter werden, die Rahmenbedingungen wie die monatlichen Geldbeträge. Im Norden Europas gibt es erfolgreiche Modelle. Wie man mit flankierenden Maßnahmen diese Ziele erreichen kann. Von einer Erhöhung des Pensionsantrittsalters kann dagegen bei uns kaum eine Rede sein. In Österreich wurde mit folgendem Durchschnittsalter pensioniert:

2009   58,1 Jahre
2011   58,3 Jahre
2012   58,4 Jahre

Ich persönlich folgere daraus, dass die Pensionisten aus „Staatssicht" zwar „billiger" werden, der ernsthafte Versuch des „länger Arbeitens" aber an ungenügenden flankierenden Maßnahmen wie Arbeitshygiene, elderly worker- Modelle, Arbeitsplatzgestaltung, Anreizsysteme für ältere Mitarbeiter, etc.

bisher scheitert. Daher ist die Quote der aus Krankheitsgründen Pensionierten in Österreich auch so hoch.

In seinem Buch „Unsichtbare Revolutionäre und stille Gewinner" stellt Lothar Abicht berechtigt die Frage: „Und was planen Sie zwischen 60 und 90 zu tun? Er diskutiert auf Basis neuerster Forschungen, dass Arbeiten flexibler wird, nicht nur im Monats- oder Jahresrythmus, nein auch im Lebensrythmus. Natürlich brauche ich, braucht der ältere Mensch, soweit er gesund ist, eine Aufgabe. Wenn mein Dienstgeber mit mir gemeinsam nach Lösungen gesucht hätte, dann wäre ich heute sicher noch ein aktiver Beamter. Mit hoher Wahrscheinlichkeit würde ich nicht mehr Vollzeit arbeiten und auch nicht mehr als Lehrer. So sprach niemand mit mir, nach dem Prinzip „Einmal Lehrer, immer Lehrer" wurde ich in den Ruhestand geschickt. Mittlerweile, Ruhestand geht einfach noch nicht, habe ich einen Verlag gegründet, einen Verein ins Leben gerufen und arbeite als facility manager. Alles gemächlich und ohne viel Aufregen. Solange ich gesund bin muss ich etwas tun. Nur am Stammtisch Bier zu trinken und Reden zu schwingen geht nicht.

Wenn Viktor Frankl feststellt, dass Sinnlosigkeit krank macht, könnte uns der Einsatz für sinnvolle Strukturen nicht wieder gesund machen – gleich ob Eltern, Lehrer oder Schüler? Die Zeit ist reif für neue Ideen und neue Führungsstile,

>oder sind wir,
>die „emsig Arbeitenden",
>nur Fußvolk (Titelbild)
>und machtlos.
>Geht doch vom Volk,
>dem Souverän,
>die Kraft für Neues aus?
>Der Erde ist es gleich.

*Jeder Mensch ist ein einmaliger Mensch.,
und tatsächlich, für sich gesehen,
das größte Kunstwerk aller Zeiten.*

Thomas Bernhard

12. Wie es weitergeht (Jänner 2017)

Wenn Univ.-Prof. Dr. med. Reinhard Haller als Psychiater und Psychotherapeut, als gerichtlich beeideter Sachverständiger, der ein anerkannter Fachmann ist und Gerichtsfälle wie unter anderem Jack Unterweger und Franz Fuchs begutachtet hat, in seinem Buch „Das ganz normale Böse" auf Seite 124 schreibt:

„Der Mensch ist ein sprechendes Wesen. Nichts unterscheidet ihn so sehr von anderen Lebewesen wie seine Fähigkeit, das Denken und Fühlen in Worte zu kleiden und Konflikte zur Sprache zu bringen. Werden psychotherapeutische Techniken miteinander verglichen, ergibt sich eine durchgehende Gemeinsamkeit: verschattete Anteile des Unterbewussten zu beleuchten, verdrängte Gedanken und Ideen zuzulassen, tabuisierte Probleme zu erörtern – und Unausgesprochenes zur Sprache zu bringen. Sprechen bedeutet Abbau von Aggression, die Verwendung des Wortes hemmt das Ausufern der Fantasie. Der Dialog entzieht dem Bösen eine seiner giftigsten Wurzeln."

Wie geht es heute der Jugend? Viele von ihnen verbringen mehr Stunden als gut tut vor dem Computer, werden spielsüchtig, haben dann weniger Zeit für Hausaufgaben und soziale Kontakt. Jede Zeit hat ihre Herausforderungen. Heute wäre ein schnelles Unterstützungssystem, für Probleme in den Familien, wenn z.B.

Eltern oder Lehrer Probleme erkennen, sicher billiger als zuzuwarten. Wohl weiß ich, dass vieles schon da ist und gut funktioniert – es braucht aber mehr und schneller. Die Probleme im Keim lösen ist immer besser, als chronisch manifestierte Strukturen dann langwierig zu behandeln.

Was ist eine der wichtigsten Aussagen der berühmten „Nonnenstudie"? Der Arzt und Wissenschaftler David Snowdon von der Kentuky University konnte 678 Nonnen des Ordens der Armen Schulschwestern von unserer Lieben Frau im Alter von 76 bis 107 Jahren davon überzeugen, sich jedes Jahr testen zu lassen und nach dem Tod das Gehirn zur wissenschaftlichen Untersuchung zu spenden. Vertrauen und eingebettet sein in eine gut funktionierende soziale Struktur verlängert das Leben und hält Demenz, zumindest nach statistischer Auswertung zurück. Also miteinander reden und sich „daheim" fühlen sind hohe Werte, die es auch in Familie, Schule, Arbeit und Gesellschaft weiterzuentwickeln gibt.

Der junge Mensch lernt durch einfache Berieselung: Sex in den Medien führt zu früherem Sex bei Jugendlichen, Kampfspiele senken die dementsprechenden Hemmschwellen und Alkoholszenen in Filmen führen zu mehr Alkoholkonsum. Kinder lernen von ihren Vorbildern, Eltern, Großeltern und dem WWW. Laura Craft und World of Warcraft sind trotz ihres hohen Suchtpotentials ab 12 freigegeben. Wie immer sich die Politik verändert, sie muss die Rahmenbedingungen für die Wirtschaft vorgeben und nicht umgekehrt. Dieses Missverhältnis ist Ursache für die heutige Politikverdrossenheit.

Ich gehöre zu den Leuten, die Demokratie auf ein Zufallswahlsystem umstellen wollen. Aus einem Pool von Tausenden Personen wird per Los die Staatsspitze gewählt. Die Gewählten wissen, dass sie nach vier oder 8 Jahren wieder in ihre alten Jobs zurückkehren. Die Staatsspitze bekommt ja die nötigen Entscheidungen durch Beamte bestens vorbereitet. Entscheiden kann man mit Hausverstand. Keine Verpflichtungen zu irgendwelchen Lobbyisten, keine Parteilisten mehr. Echte Basisdemokratie. Im alten Griechenland hat es das schon gegeben.

Island probiert gerade auf sehr ähnlichem Weg die Verfassung zu ändern, weil es anscheinend ein Gesetz ist, dass Macht Kontrolle, wirklich unabhängige Kontrolle braucht. Noch ist der Prozess in Island offen – ich finde das sehr spannend.

Die Janitscharen (osmanisch يكیچرى اوجاغى, İA Yeñiçeri Ocağı, „Janitscharenkorps", wörtlich „Feuerstelle der neuen Truppe") waren im Osmanischen Reich die Elitetruppe. Sie stellten die Leibwache des Sultans und erreichten höchste Positionen im osmanischen Staatswesen. Die Truppen hatten ihren Ursprung im 14. Jahrhundert und wurden 1826 aufgelöst. Warum diese Thematik hier? Wenn sie nachlesen, wie diese Truppe rekrutiert wurde und welche Eigenschaften diese Menschen hatten, dann ist dies das Exampel per Excellence für Erziehung, wie sie nicht erfolgen sollte.

Das Buch „Digitale Demenz" von Manfred Spitzer zeigt sehr umfassend manche der heutigen Gefahren. Sein Fazit lautet:"Digitale Medien führen dazu, dass wir unser Gehirn weniger nutzen, wodurch seine Leistungsfähigkeit mit der Zeit abnimmt. Bei jungen Menschen behindert sie zudem die Gehirnbildung; die geistige Leistungsfähigkeit bleibt also von vornherein unter dem möglichen Niveau. Dies betrifft keineswegs nur unser Denken, sondern auch unseren Willen, unsere Emotionen und vor allem unser Sozialverhalten. Die Wirkungen wurden vielfach nachgewiesen und verlaufen über unterschiedliche Mechanismen, die durch die Forschung in zunehmendem Maße aufgeklärt werden konnten, insbesondere durch die Gehirnforschung." Und da wird nach wie vor von Notebook-Klassen in der Volksschule gesprochen? Computer und Handy. Diese Geräte wachsen in Zukunft immer mehr zusammen, sollten aus dem Leben der bis zu 14-jährigen so weit wie möglich verbannt, nicht aber verteufelt werden. Die Menschheit entwickelt gerade ein Gesamtwesen, das ist wirklich neu und hat einmalige Chancen. Doch die sehr frühe Kindheit beginnt beim Reptil und die Zukunft wird vor allem von Erwachsenen gestaltet. Lasst den Kindern die Zeit zum Spielen.

Hier die Quintessenz von Dr. Hallers Buch, „Das ganz normale Böse", sein vorletzter Absatz: „Können wir gegen das Böse überhaupt etwas tun? Das Böse kann nicht über die völlige Beseitigung, sondern nur über die Umwandlung der menschlichen Aggressionsneigung eingedämmt werden. In Anwendung des Freud'schen Wortes, wonach alles, was die Kulturentwicklung fördert, auch gegen den Krieg arbeite, wird es vielleicht möglich sein, die großen Schlachten zwischen den Völkern durch den Kampf der besseren Idee, wirtschaftlichen Wettbewerb oder sportliches Kräftemessen zu ersetzen. Vielleicht können wir das Böse auch ein Stück weit in das große Netz, in dem sich das Verbrechen ohnehin zunehmend verbreitet, verlagern und das Aggressionsbedürfnis „virtualisieren". Entscheidend wird aber sein, inwieweit es gelingt, zwischen den Menschen bessere Gefühlsbildungen zu schaffen."

Dabei geht es um Empathie und Versöhnung, die sich nicht auf das Verhältnis zu anderen Menschen, sondern auch auf die eigene Entwicklung und die individuellen Traumatisierungen beziehen müssen. Letztlich geht es aber immer um die Liebe. Selbst der Agnostiker Sigmund Freud beruft sich in seinen Überlegungen zur Überwindung des Bösen auf einen zentralen Satz der Bibel:

"Liebe deinen Nächsten wie dich selbst".

ANHANG

Anhang A: Mobbingvorwurf Juni 2005

OPEM an Dir, AVs, PV zur internen Verwendung

So, 23. 6. 2005

Partielles Gedächtnis-Protokoll über Geschehnisse am Donnerstag, den 16.6.2005.

Da der Vorabausdruck der Lehrfächerverteilung vom Mi, 15. 6. einige offene Punkte hatte (nur eine „neue" Klasse, keine einzige neue ETE-Klasse, ein fehlendes Labor, kein ORD), wurde ich am Do, 16.6.vormittag, gegen 11:30 bei den AVs WASF und MUEP vorstellig.

Im darauffolgenden Gespräch sagte AV1 unter anderem:„Wenn Du die 2 ESR Stunden in der 4 WIA machst, wird das wieder so elektrolastig!". Da ich bis jetzt noch nie von der Schulleitung fachliche Beanstandungen hörte, war ich einigermaßen überrascht.

Später, als ich mit Kollegen X vor dem Buffet unter anderem diskutierte, was ich kurz vorher erfahren hatte, dass ich laut AVs nicht mehr als Zweitlehrer KU in der 1MIA unterrichten kann und damit für diese Klasse als KV ausscheide, da ich kein CAD Programm könne, kam AV2 vorbei. Meine Frage, ob denn jeder KU- Lehrer ein CAD-Programm könne, wurde verneint. Im weiteren Gespräch ließ der Satz: „Du bist ja kein Maschinenbauer ....", für mich nur den Schluss zu, dass Elektriker anscheinend keine Pläne lesen können. **Dass die von mir wieder angestrebte Lösung als KV 5 Jahre durchzulaufen, wie es 2 mal 5 Jahre funktionierte und von der Schulleitung gewünscht und gutgeheißen war, dadurch nun nicht mehr geht, stieß bei mir auf Widerwillen.** Dass man einen Lehrer, der seit 10 Jahren ORD (Klassenvorstand) ist und Wochen vorher bereits nachgefragt hat, wie es nächstes Jahr weitergeht, nicht im Vorfeld über Veränderungen informiert, verletzt mich persönlich. Zu diesem Zeitpunkt wurde mir auch noch nicht mitgeteilt, dass für besagte Klasse noch dringend ein KV gesucht wird.

Bei der Dienststellenversammlung am Nachmittag (anwesend alle Techniker) erfahre ich dann von der Suche nach einem KV für die 1 MIA, ich biete an, mir Auto-CAD anzueignen, wo ich schon etwas Vorerfahrung habe. Der Vorschlag wurde mit dem Nichtvorhandensein von 3D-CAD-Programmkenntnissen dann für die 2. Klasse von AV2 abgetan und zum nächsten Punkt übergegangen.

Etwas später, als Kollege Y mir (Es ist seit einigen Jahren das Abwechseln mit ihm ausgemacht und praktiziert) die 2 Std. MTA in der 4 MSRT anbietet, sagt AV3: „...dann wissen die Schüler ja nicht einmal, was ein Brenner-Regler ist", und beruft sich in einem Nachsatz auf Kollegen Z. Um 17:45 verließ ich, innerlich völlig aufgebracht, die Veranstaltung. Laut Kollegen Z wurde diese Feststellung nie von ihm geäußert (Nachfrage meinerseits).

Feststellungen:
Ich bin gerne Lehrer (seit 1988) und verweise auf meine über 10 jährige Praxis vor allem im Bereich MSRT:

- AVL-Motormesstechnik, Indiziergeräte, Prüfstände, mediz. Messtechnik;
- VOEST-continous casting Messt./Regelt., englischsprachige Schulungen
- Lenzing – Projektierung und Inbetriebnahme von 5 Warten-Bildschirm-Leitsystemen,
- SML, 6 Jahre Gruppenleiter der Automatisierungstechnik. Aufgabe war für etwa 40 Maschinentypen (Extrudersysteme, Streckanlagen, Wickler, Beschichtungen) ein einheitliches Automatisierungskonzept zu suchen und zu realisieren.
- Ich habe Siemens, B&R, Physibus (AVL), LAG und KEBA-Steuersysteme programmiert und realisiert.

Ich möchte festhalten, dass ein AV aus meiner Sicht einem Lehrer natürlich fachliche Unterrichtswünsche nahe legen kann. Da ich bis jetzt aber nur Lob und Anerkennung, mehrfach auch schriftlich, von der Schulleitung bekommen habe, trifft mich als „altem" Lehrer die Art, mit fachlichen Aussagen gerade und nur zu dem Zeitpunkt zu agieren, bei dem eine ausgewogene Verteilung der möglichen nächstjährigen Stunden erreicht werden soll, hart.

Ich möchte festhalten, dass ich mit allen Kollegen sehr gut auskomme und jedes Jahr auf faire Weise die Stundenaufteilung aus meiner Sicht zur relativen Zufriedenheit aller erfolgt ist. Solange ich im Mittelfeld der Techniker, die traditionellerweise mehr Überstunden haben, liege, war und bin ich zufrieden. (Motto: Gleichverteilung der Lasten).

Ich möchte festhalten, dass ich mit der Änderung des Schulklimas seitens der Schulleitung nicht einverstanden bin. Dreimal an einem Tag persönlich angegriffen zu werden, zu guter Letzt noch vor versammelter Technikermannschaft, das will ich mir nicht gefallen lassen, hier sehe ich Handlungsbedarf. Ist es in Ordnung, wenn ich am Donnerstag Vormittag bei den AVs zum Schluss noch frage: „Na bin ich dann wenigstens auf der Reservebank als KV?", und meine Frage wortlos übergangen wird?

Ich habe mich seit Freitag, 17.6. in Gesprächen mit Dir und AV2, mit Koll. Z, der PV und anderen Kollegen bemüht, die angespannte Situation zu entspannen. Aus meiner Sicht gibt es seitens obgenannt zitierter Personen keinerlei Täterbewusstsein. Mehr noch, es wurde Gesagtes abgestritten, zu Gegenangriffen übergegangen bzw. alles als lapidar heruntergespielt.

Ich erhebe somit den Vorwurf des MOBBINGS. Emotionales Niedermachen hat nichts mit sachlicher Diskussion zu tun. Besagter Donnerstag war so schmerzlich für mich, dass ich eine akzeptable Erklärung dafür finden muss, vorher kann ich nicht zur Tagesordnung zurückkehren.

Unterschrift

Anhang B: Internes Warnschreiben 2005

INTERNE MITTEILUNG HTBLA- Vöcklabruck

An: AVs, Direktion, SEIL, STET, DORE, GRUS **9. 4. 2005**

Betreff:	Elektromagnetische Wellen und deren biologische Verträglichkeit

Wir, die Unterzeichner, wollen mit allem Nachdruck auf die neuesten Forschungsergebnisse bezüglich der Auswirkungen von elektromagnetischen Wellen auf biogene Materialien, natürlich insbesonders auf den jungen menschlichen Körper, hinweisen.

Klar ist, dass moderne Technologien nicht gestoppt werden können, ein sinnvoller Umgang durchaus Nutzen bringt.

Ebenso klar ist, dass Fortbildungseinrichtungen und hier allen voran technische Fortbildungseinrichtungen am Stand der Technik agieren sollen und als Vorreiter eher auf der vorsichtigen Seite der Interpretationsbreite von aktuellen Forschungsergebnissen stehen sollen.

Mögliche aktuelle Diskussionsfelder:
- WIRELESS LAN im Schulgebäude
- Handyumgang und Hausordnung
- Blue Tooth Technologie oder doch Kabel?
- Bewusstseinsbildung/Schulung bei Lehrern und Schülern
- Möglichkeiten der Abschirmung

Als unabhängige Informationsstelle zum Thema biologische, also athermische Wirkungen von elektromagnetischen Wellen, sei (www.iirec.at) das Grazer Institut von Dr. Medinger genannt.

Dr. Medinger ist wissenschaftlicher Leiter des internationalen Instituts für elektromagnetische Verträglichkeitsforschung (IIREC) und ist Mitglied der internationalen Arbeitsgruppe Biophysik. Er war vorher Abteilungsleiter des Naturschutzes der Stadt Linz.

Unterzeichnet von 3 Kollegen

Literatur

1. **Biesinger**, Dr. Med. Eberhard: Tinnitus; Die Behandlung von Ohrgeräuschen, TRIAS Verlag, 2002, ISBN 3-8304-3005-1
2. **Biesinger**, Eberhard: Hörsturz und Tinnitus : schnell verstehen und sofort richtig handeln 2003
3. **Dahlke**, Ruediger; Seeleninfarkt, Scorpio Verlag GmbH, 2012
4. **Delb**, Wolfgang: Tinnitus : ein Manual zur Tinnitus-Retrainingtherapie 2002
5. **Elaine** N. Aron: Sind Sie hochsensibel?, Heidelberg 2005
6. **Felber** Christian ; Retten wir den Euro!
7. **Felber** Christian; Die Gemeinwohl-Ökonomie: Aktualisierte und erweiterte Neuausgabe: Eine demokratische Alternative wächst
8. **Felber** Christian; Die Gemeinwohl-Ökonomie!, Zsolnay-Verlag, Germany 2012
9. **Fromm** Erich; Die Kunst des Liebens
10. **Golenhofen**, Michael: Tinnitusbehandlung mit komplementärer Medizin 2008
11. **Goebel**, Gerhard, 1946-: Tinnitus und Hyperakusis 2003
12. **Goebel**, Gerhard, 1946- [Hrsg.]: Ohrgeräusche : psychosomatische Aspekte des komplexen chronischen Tinnitus 2001
13. **Größlbauer**, Martina: Application of LORETA neurofeedback in the treatment of subjective chronic tinnitus, Diplomarbeit, UNI Salzburg 2011
14. **Haller**, Reinhard; Das ganz normale Böse; Ecowin Verlag, Salzburg, 2009
15. **Hesse**, Gerhard: Tinnitus : vorbeugen und richtig behandeln, 2007
16. **Hocker**, Klaus M.: Tinnitus; Ursachen und Behandlung von Ohrgeräuschen, Beck'sche Reihe 2068, C.H.Beck, München 1997, ISBN 3 406 41868 6

17. **Kippenhahn**, Karin: Ich glaub', ich hör' nicht recht : Schwerhörigkeit, Tinnitus & Co.; Schattauer Verlag GmbH, Stuttgart, ISBN 978-3-7945-2846-2, 2011
18. **Lothar Abicht**: Unsichtbare Revolutionäre und stille Gewinner, Goldegg Verlag GmbH, 2016
19. **Opelt**, Rüdiger: Die Kinder des Tantalus, Czernin, Wien 2002
20. **Opelt**, Rüdiger: Familienmuster, Wien 2008
21. **Opelt**, Rüdiger: Das Glück der Kinder, S.A.W. Verlag, 2017
22. **Opelt**, Rüdiger: Tantaluswelt, S.A.W. Verlag 2016
23. **Opelt**, Rüdiger: Der Tag hat 48 Stunden, S.A.W. Verlag 2017
24. **Palm** Kurt; Die Besucher, ISBN 978-3-7017-1587-9, Residenz Verlag, 2012
25. **Ruf**, Carina: Wirksamkeitsvergleich eines herkömmlichen und eines LORETA-basierten Neurofeedbacktrainings für chronischen Tinnitus unter Berücksichtigung der Selbstwirksamkeit, Diplomarbeit, UNI Salzburg, 2011
26. **Salcher**, Andreas: Der talentierte Schüler und seine Feinde. Goldmann 2010
27. **Salcher**, Andreas: Der verletzte Mensch. Goldmann 2011
28. **Salcher**, Andreas: Meine letzte Stunde. Goldmann 2013
29. **Schaaf**, Helmut: Schwindel - Hörverlust - Tinnitus ; eine psychosomatisch orientierte Darstellung 2009
30. **Schaaf**, Helmut: Tinnitus - Leiden und Chance : mit einem ausführlichen Exkurs zur Geräuschüberempfindlichkeit (Hyperakusis), Profil-Verlag, ISBN 978-3-89019-633-6, 2011.
31. **Spitzer**, Manfred: Vorsicht Bildschirm, 2006, dtv-Verlag
32. **Spitzer**, Manfred: Digitale Demenz, 2012, Droemer-Verlag
33. **Zeilinger**, Anton: Einsteins Spuk, C.Bertelsmann, München, 2005.

www.xxx:

http://www.tinnitus-liga.de/index.php
http://www.vonohrzuohr.or.at (Selbsthilfegruppe)
http://www.oetl.at/
www.kompetenznetz-depression.de Selbsttest bezüglich
Depression
www.dr-tinnitus.de Unter „Hören, aber nicht verstehen";
Beispiele für Hörtherapie

Sachregister

dB (Dezibel)

Eine Einheit für ein Verhältnis. In diesem Zusammenhang wird die Fähigkeit des Ohres zu hören auf 2.10^{-7} N/M^2 bezogen, das ist die Hörschwelle. Wenn jemand diesen Schalldruck hört, dann ergibt dies einen 0dB Punkt auf seiner Hörkurve.

3 dB sind das Doppelte an Schalldruck
20 dB ist das 10-fache
40 dB ist das 100-fache
60 dB ist das 1.000-fache
80 dB ist das 10.000-fache
100 dB ist das 100.000-fache
(Schmerzgrenze für ältere Leute)
120 dB ist das 1.000.000-fache
(Schmerzgrenze für junge Leute)

Wenn man lange Zeit Lärm ausgesetzt ist, werden 75 – 85 dB als gesundheitsschädliche Grenze gesehen. In österreichischen Schulen wurden Werte bis 110 dB und darüber gemessen.

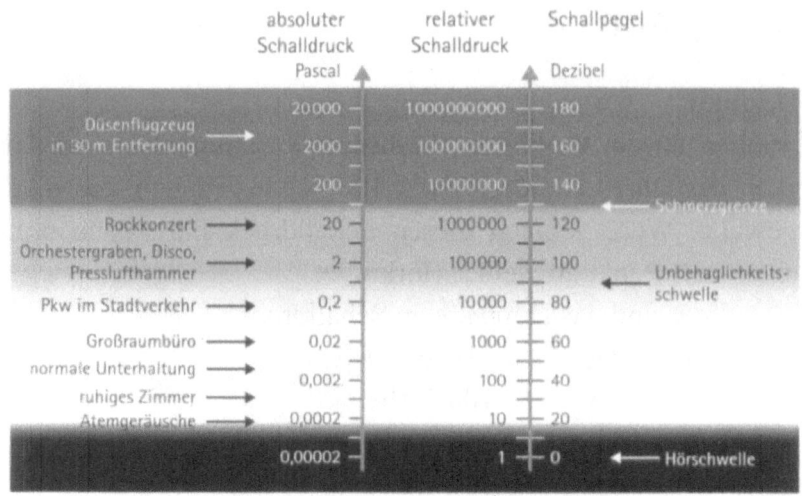

Abb. 1-4 Lärm in Pascal (Pa) und Dezibel (dB). Die nach oben gehende rechte Skala zeigt auf ihrer linken Seite den relativen Schalldruck, gemessen in Einheiten des Schalldruckes an der Hörschwelle (0,00002 Pa). Auf der rechten Seite sieht man den Schalldruckpegel in Dezibel, dessen Nullpunkt an der Hörschwelle liegt. Um den Schalldruck selbst in Pascal zu erhalten, muss man den relativen Schalldruck mit dem Schalldruck der Hörschwelle multiplizieren. So entspricht Lärm von 120 dB einem relativen Schalldruck von einer Million und einem Schalldruck von 1 000 000 mal 0,00002 gleich 20 Pa. (Einfache Regel: relativer Schalldruck durch 50 000 gibt Schalldruck in Pa).

Endokrinologie
Lehre von den Hormonen

Phonophobie
Phonophobie lässt sich mit „Angst vor Geräuschen" übersetzen. Dabei sind diese Geräusche individuell sehr unterschiedlich. Beispielsweise reagieren Kindergärtnerinnen nach einem anstrengenden Arbeitstag empfindlicher auf weitere laute Kinderstimmen, wohingegen eine Sekretärin eher gegenüber dem Klingelton des Telefons oder dem Lüftergeräusch des Computers eine Phonophobie entwickelt.

Frequenz in Hertz

Wenn Musiker vor dem Konzert die Instrumente stimmen, so vergleichen sie den Kammerton a. Dieser liegt heute bei 440 Herz. Das a eine Oktav höher ist die doppelte Frequenz.

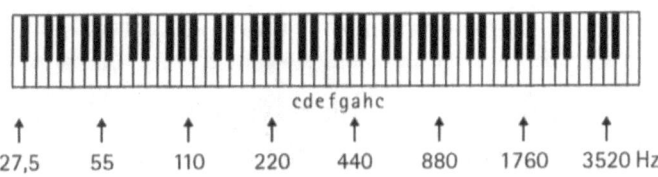

Abb. 1-2 Unter den Tasten des Klaviers sind die Frequenzen der entsprechenden Töne a für 7 Oktaven in Hertz angegeben.

Aus Kippenhahn Seite 6

Hörsturz

Der Hörsturz – auch Ohrinfarkt genannt – ist eine ohne erkennbare Ursache (idiopathisch) plötzlich auftretende, meist einseitige Schallempfindungsstörung.

      Klassifikation nach ICD-10
      H90.3   Hörverlust, Schallempfindungsstörung, beidseitig
      H90.4   Hörverlust, Schallempfindungsstörung, einseitig
      H91.2   Hörsturz, idiopathisch

Hyperakusis

Geht oft mit Tinnitus einher, muss aber nicht. Man empfindet auch Geräusche des Alltags als Schmerz

... das Herausnehmen der Gabel aus der Bestecklade ...

... das Klicken eines Kugelschreibers ...

... das Ausräumen des Geschirrspülers ...
... ein Auto auf Standgas ...
... das Losfahren des Autos ...
... das Geräusch des Splitts unter den Schuhen ...

Überall lauert der Schmerz und steigert sich bis zur Unerträglichkeit.

Die Fachleute sagen, dass vollständige Lärmvermeidung auch nicht gut ist. Mir wurde Lärmkarenz verordnet. Soweit ich die Retraining Therapie verstanden habe, versucht sie neben medizinischen und psychotherapeutischen Maßnahmen den Patienten langsam wieder an seinen „Störlärm" zu gewöhnen, also seine „Hirnfilter" langsam, wenn möglich, niemals im Unangenehmen, wieder zu trainieren.

Psychotherapie
Es geht bei den verschiedenen Formen der Psychotherapie darum, dass der Patient mehr über sich selbst erfährt, um mit Hilfe der neuen Erkenntnisse selbst neue Wege beschreiten zu können und das Spektrum der eigenen Handlungsmöglichkeiten erweitern zu können.

Tinnitus
Geht oft mit einem Hörsturz einher, muss aber nicht.
Tinnitus ist heute eine der weitestverbreiteten Erkrankungen in unserer Gesellschaft. 4% der Erwachsenen in Deutschland hören ständig störende Ohrgeräusche. 15% der chronischen Tinnituspatienten, rund 1,5 Mio., leiden erheblich unter ihrer Krankheit.

Schallgeschwindigkeit

Diese hängt ab vom Medium, in dem sich die Druckwellen ausbreiten.

Bei 15 Grad warmer Luft ist dies etwa 340 m/s bzw. landläufiger 3s/1km (Blitzdistanzschätzung)

In Wasser ist die Schallgeschwindigkeit etwa viermal und in Eisen etwa 15mal so groß. Feste Medien übertragen besser. Wale können über Tausende von Kilometern kommunizieren.

Tantantalus' Welt

Warum gibt es Kriege? Gehört Gewalt zum Wesen des Menschen? Lässt sich seelisches Leid auf Krieg und Gewalt zurückführen?

Die Erfahrung extremer Gewalt prägt das Nationalbewusstsein. Gleich ob Siege oder Niederlagen, die stärksten kriegerischen Ereignisse ihrer Vergangenheit erklären, wie eine Nation beschaffen ist – optimistisch oder pessimistisch, defensiv oder offensiv. Für immer neue Anläufe zur Macht ist Krieg das probate Mittel. Die brutalsten Krieger sind die Helden jeder Nationalgeschichte.

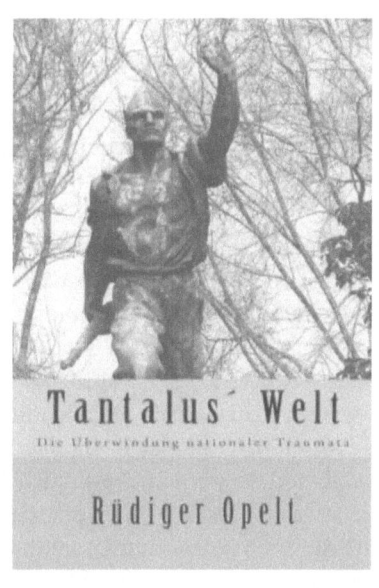

Langsam dämmert uns, dass wir auf einem zu eng gewordenen Planeten uns Kriege nicht mehr leisten können. Doch immer noch hinterlassen Granaten und Gewehre üblen Nachhall in den Seelen der Menschen. Die Verleugnung des Schadens durch Männer, die Kriege wollen und nutzen, verankert Gewalt in den Seelen und führt zum tödlichen Kreislauf, der sich Generation für Generation wiederholt. Nationale Katastrophen wie der erste Weltkrieg, die russische Revolution oder der chinesische Bürgerkrieg traumatisieren ganze Nationen und schädigen ihre Strukturen. Dann liegen nationale Traumata vor, die nur in langen Friedenszeiten verarbeitet werden können.

Wenn also die Welt nicht in Krieg und Zerstörung untergehen soll, dann müssen wir die nationalen Traumata überwinden und den Kreislauf der Gewalt durch gute globale Strukturen ersetzen. Wir alle haben es in der Hand, ob die Apokalypse oder eine lebenswerte Welt unsere Zukunft sein wird.

Das Ende des Patriarchats

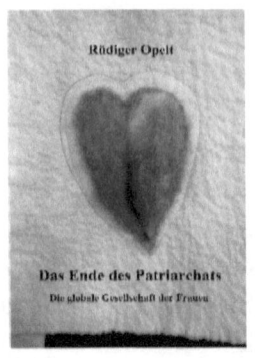

Mächtige Männer haben die Natur zerstört und hören damit nicht auf. Sie holzen die Dschungel ab, vernichten die alten Völker, das Klima, die Fische, das Meer. Wir Männer sind nicht Manns genug, sie zu stoppen. Wir haben es mit Revolutionen und Kämpfen versucht, aber das nutzte nichts. Kämpfe spielten den Militärs in die Hände, sie zeigten uns, wo der Hammer hängt und wie man Protest mit Gewalt pervertiert. Das Patriarchat und die von ihr abhängige Wissenschaft reduzieren die Welt auf Macht und Geld und richten die Erde zugrunde. Es ist kein Zufall, dass überall alles vernichtet wird, sobald sich der sogenannte „Fortschritt" breitmacht. Bis wir aus unserer patriarchalen Gehirnwäsche erwacht sind, sollten wir auf die Frauen hören. Die sind der Erde und dem Leben von jeher näher als wir Männer. Sie wissen, wie man Kinder liebt und das Leben nährt. Sie wurden verfolgt und verachtet, weil sie schon immer das Ganze sehen und spüren, was Sinn macht und was nicht. Mit der Weisheit der Frauen kommen Natur, Liebe, Schönheit und Frieden zurück und kommt alles ins Lot. Bis zum Ende dieses Jahrhunderts wird eine friedliche, egalitäre und ökologische Gesellschaft entstehen, in der Menschen, Tiere und Natur wieder eine Überlebenschance haben.

Ganzheitsdenken:

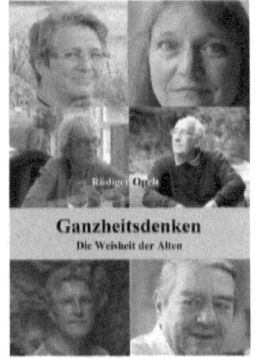

Seit es Menschen gibt, sind die überlebenden Alten Vorbilder und Hüter der Tradition. Sie erkennen Zusammenhänge, die den Jungen noch fremd sind. Wenn bald in vielen Ländern die Alten die Mehrheit stellen, dann zeigt dies eines: Die Menschheit braucht mehr Denken in Zusammenhängen, um die immer komplexere Welt zu verstehen. Die Wissenschaften haben so viel Detailwissen produziert, dass wir den Überblick verloren haben. Mit diesem gespaltenen Denken richten wir die Welt zugrunde. Die Altvorderen aller Kulturen waren nicht so altmodisch, wie sie von der Moderne hingestellt werden. Weisheitslehrer dachten ganzheitlich und hatten Antworten, die wir heute wieder hören sollten. Um die Welt zu retten, brauchen wir eine Fusion von Ganzheits- und Detailwissen, von Vergangenheit und Zukunft, von Herausforderung und Lösung.

Die Legionen des Varus:

Das römische Reich schlug viele erfolgreiche Schlachten. Auf der Höhe des Ruhms erlitt es ein Fiasko, das den Mythos der deutschen Nation begründen half. Die Legionen des Varus bestimmten das Schicksal Europas. Dieses Buch besteht aus zwei Teilen.
Teil 1 entspricht der Fantasie des Autors und beschreibt
den fiktiven Sieg des Varus. Welcher das Schicksal Europas gänzlich anders hätte bestimmen können.
Teil 2 entspricht dem in den Annalen beschriebenen Verlauf der Ereignisse nach Varus tatsächlicher Niederlage.

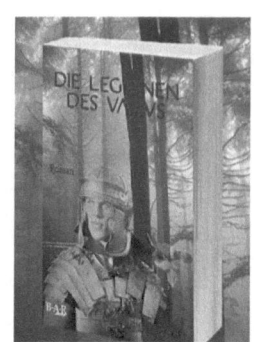

Die Macht der schwarzen Magier:

Derzeit schwirren die Verschwörungstheorien nur so durch die sozialen Medien und ebenso heftig werden sie von den offiziellen Stellen dementiert. Wie kann man sich 9/11, den Irak-Krieg, den Brexit, die Wahl Trumps, den Sturz der österreichischen Regierung anders erklären als dass da etwas nicht mit rechten Dingen zugeht? Gibt es den „Deep State", der im Hintergrund die Strippen zieht und die Politiker wie Marionetten manipuliert, um seine Geld- und Machtinteressen durchzusetzen? Viele meinen ja, denn was in der Zeitung steht, ist schon lange nicht mehr plausibel.

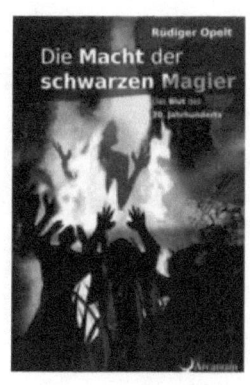

Dieses Buch zeigt, wie der Deep State seit 100 Jahren
agiert, Diktatoren nach Belieben einsetzt und stürzt, einen Obdachlosen zum Herrscher Europas und einen Anarchisten zum Diktator Russlands macht, Attentate organisiert, die die Welt in Flammen setzen und die Hände der Herrscher zum roten Atomknopf dirigieren, bis alles explodiert – bis unerwartet eine andere Macht den finsteren Plan vereitelt und uns allen das Leben rettet.

Das Schlimme daran – dieser Roman ist nur scheinbar Fantasy, er erzählt die tatsächliche Geschichte der letzten 100 Jahre, wir haben sie alle erlebt und überlebt, nur wer die Magier sind, bleibt der Fantasie überlassen, denn es kennt sie ja niemand, sie tarnen sich gut und werden nie erwischt – auch das ist die Realität unserer Zeit, die unser Leben so gefährlich macht. Wenn Sie schwache Nerven haben, lassen Sie besser die Hände von diesem Buch, denn Sie werden nie wieder Nachrichtensendungen schauen, ohne Schweißausbrüche zu bekommen...

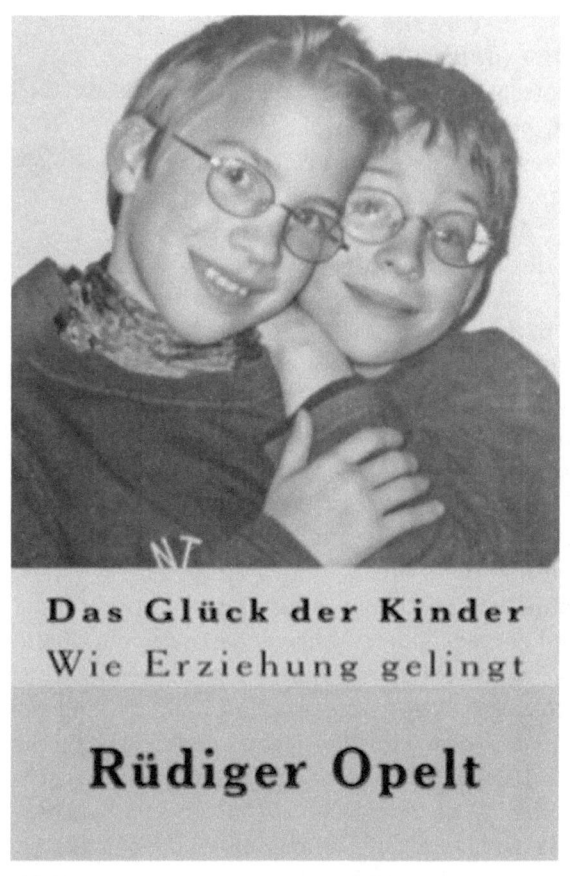

Das Glück der Kinder:
Wer möchte nicht in einer glücklichen Familie leben? Viele betrachten die Familie als das Wichtigste im Leben. Von ihr wird erwartet, dass sie geprägt ist von liebevollem Umgang miteinander. Den heranwachsenden Kindern soll die Familie Schutz, Geborgenheit und Sicherheit bieten. Doch die Familie ist nicht ohne weiteres eine heile Welt. Das Miteinander muss gepflegt und Konflikte müssen gelöst werden. Die Erziehung der Kinder braucht Zeit, starke Nerven und Geduld. Um diesen Anforderungen gerecht zu werden, muss man wissen worauf man achten soll und was glückliche Beziehungen in den Familien fördert.

Vier Wochen für Franz Ferdinand

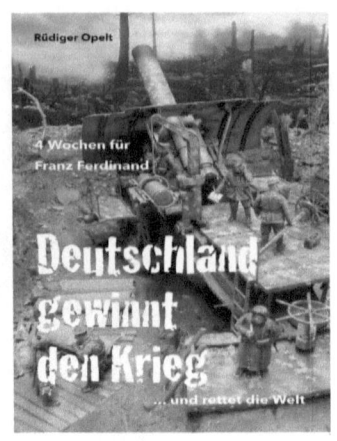

1917 war Deutschland dabei, den 1.Weltkrieg zu gewinnen, aber das wollten die USA um jeden Preis verhindern, traten in den Krieg ein, als dieser schon entschieden war. Denn sonst wäre Amerika nicht zur größten Supermacht der Welt aufgestiegen. Der vor Eintritt der USA absehbare Sieg der Deutschen hätte schon 1918 zu einer kontinentaleuropäischen Zollunion unter deutscher Führung geführt. Also zu dem, was wir heute unter Angela Merkel haben. Der ganze Wahnsinn der 100 Jahre dazwischen war unnötig und hat die Menschheit und den Planeten an den Rand des Untergangs geführt. Deutschland hätte 1918 Europa geeint und Hitler und Stalin wären nie an die Macht gekommen. 100 verlorene Jahre, die uns heute zittern lassen, ob wir die Erde noch retten können. Denn entgegen ihrer Propaganda haben die USA der Welt nicht die Demokratie gebracht, sondern Kapitalismus, Oligarchie und Umweltzerstörung. Wegwerfgesellschaft und Ölindustrie haben den Treibhauseffekt erzeugt und den Nahen Osten destabilisiert. All das wäre unter den vor 100 Jahren technologisch führenden Deutschen nicht passiert, denn deutsche Wissenschaftler erfanden so vieles, dass Öl- und Atomindustrie wohl nicht die umfassende umweltzerstörende Bedeutung erhalten hätten, wenn Deutschland sich in Ruhe hätte entwickeln können.

Wie dieses Buch zeigt, hätte es nur einer Kleinigkeit bedurft, um den Lauf des 20. Jhdt. zu ändern: Wenn der österreichische Thronfolger Franz Ferdinand vier Wochen später erschossen worden wäre, hätte er seinen unfähigen Generalstabschef entlassen und damit die russische Front früher stabilisiert. Dann wäre der Krieg 1917 längst aus gewesen und das 20. Jhdt. hätte einen friedlicheren und umweltfreundlicheren Verlauf genommen.
Lassen Sie sich überraschen von den historischen Wendungen, die möglich gewesen wären, wenn die Siegermächte England und USA das 20. Jhdt. nicht derart vermasselt hätten, dass unser Planet heute am Rande des Abgrunds steht.

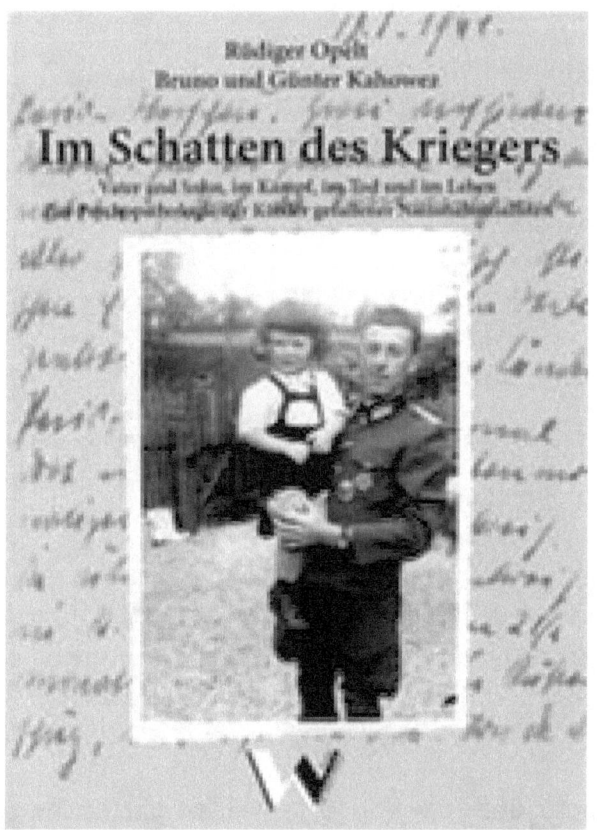

Im Schatten des Kriegers

Günter Kahowez wächst mit dem Bewusstsein auf, dass sein Vater als Held in Russland gefallen ist. Alles, was ihm vom Vater blieb, ist dessen Geige. Günter eifert dem Ideal des Vaters nach, wird Komponist und Professor an der Musikhochschule in Wien.

Mit 52 Jahren entdeckt er das vergessene Tagebuch, das sein Vater auf dem Feldzug in Polen und Russland schrieb. Plötzlich sieht er die Bilder, die sein Vater dort fotografierte, mit anderen Augen. Danach ist nichts mehr, wie es war.

Blut-Religion

Es ist die Religion des Blutes. Das Blut Christi. Das Blut der Märtyrer. Das Blut der Opfer kirchlicher Intoleranz. Das Blut der Hexen auf den Scheiterhaufen.

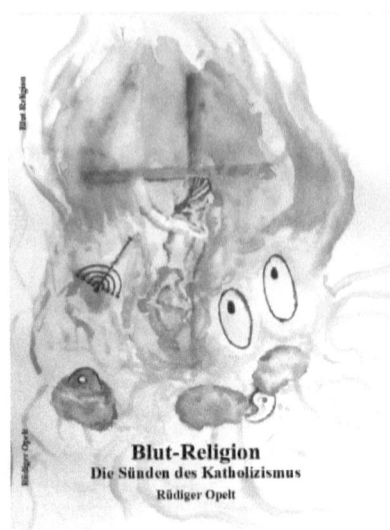

Blut-Religion
Die Sünden des Katholizismus
Rüdiger Opelt

Jesu echte Worte berühren. Doch Jesus wollte weder zum Gott erklärt werden noch ein Reich auf dieser Welt errichten. Die katholische Kirche hat in 2000 Jahren eine unheimliche Macht aufgebaut, von der sie nicht lassen kann. Reichtum und Macht des Vatikans wurden durch einen Feldzug rund um den Globus etabliert, dem 3 Zivilisationen und der Weisheitsschatz tausender Naturvölker zum Opfer fielen. Wer der Spiritualität verpflichtet ist, kann das nicht gutheißen.

Lesen Sie mehr über die kritischen Fakten der Kirchengeschichte, die einen Neubeginn dringend erforderlich machen.

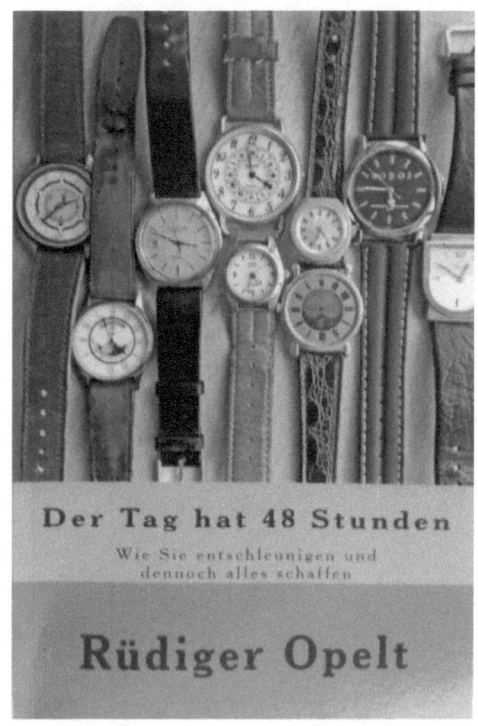

Der Tag hat 48 Stunden

Dieses Buch zeigt ein revolutionäres Zeitkonzept, wie sie aufhören zu hetzen und trotzdem alles unter einen Hut bringen.
Machen Sie alle Tätigkeiten, die geliebten und die notwendigen, nur halb so oft wie bisher!
Machen Sie alles nur jeden 2. Tag! Weniger ist mehr!
Wenn Sie weniger arbeiten, essen, aufräumen, sporteln, streiten und reden gewinnen Sie viele Stunden, die Sie für mehr Lebensqualität nutzen können.
Wenn Sie doppelt so viel Zeit haben, können Sie alles in Ruhe angehen und ihre Nerven schonen.
In 48 Stunden geht sich alles aus, wenn wir alles, was wir tun müssen, sollen und wollen, nur jeden 2. Tag tun.

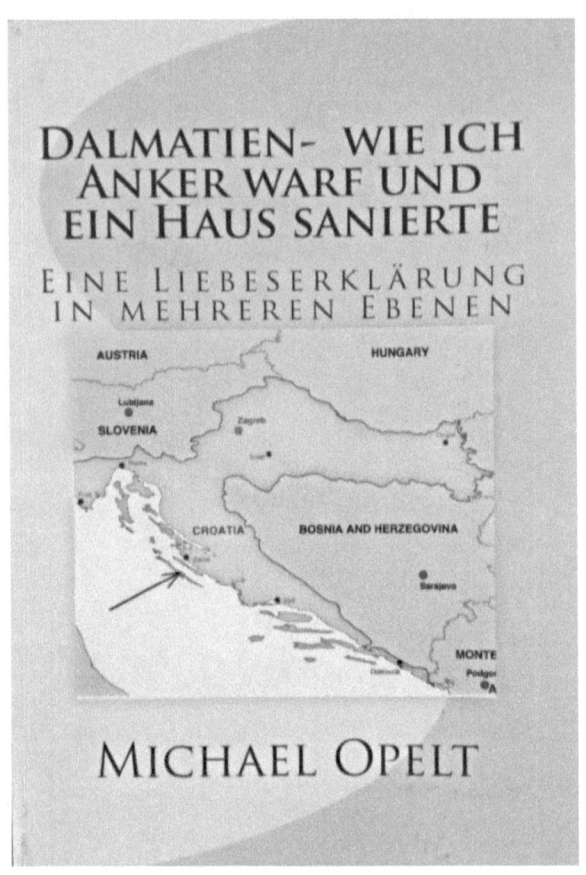

**Dalmatien- wie ich Anker warf und ein Haus sanierte:
Eine Liebeserklärung in mehreren Ebenen**

Bootfahren in der östlichen Adria, Hauskauf und Sanierung auf einer mittelkroatischen Insel (Dugi Otok). Kurzweilig geschrieben mit vielen Fotos. Eine Hommage an die kroatische Inselwelt, ob mit dem Schiff befahren oder durch die Erfahrungen das Hausherrichtens. Auch die Geschichte der Kroaten (Illyrer) wird neu erzählt.

Die Unterdrückung der Frauen

Seit 6000 Jahren sitzt die Menschheit einem Irrglauben auf, der die Menschen unglücklich macht und die Natur zerstört. Dieser falsche Glaube predigt Macht und Gewalt und diffamiert Liebe und Kooperation. Wenige mächtige Männer profitieren davon und raffen alle Ressourcen der Erde zusammen, um damit sinnlos zu protzen. Die Mächtigen und Reichen verteidigen ihre Macht mit allen Mitteln, indem sie ihre Generäle, Manager und bezahlten Wissenschaftler an alle wichtigen Schaltstellen setzen und mit unverständlichen Theorien die Massen in die Irre führen. Wer immer sich gegen die Machtstrukturen auflehnt, wird mundtot gemacht, in die Armut gestoßen oder mit Krieg überzogen. Dem Egoismus weniger werden alle anderen geopfert: Die Frauen, die Kinder, die Tiere, die Naturvölker, die Wälder, die Meere, die Ökosysteme, das Klima und bald der ganze Planet. Nur die Weisheit der Frauen kann uns retten, uns zurück zu Harmonie und zum Frieden mit Tieren und Pflanzen führen. Weil die Mütter der Urzeit für eine friedliche Gesellschaft sorgten, werden Mütter und Frauen bis heute unterdrückt und verachtet.Wehe den Mächtigen, wenn die Frauen sich nicht mehr klein halten lassen!

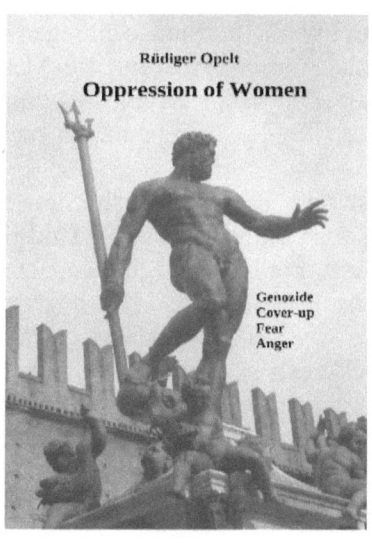

Protest der Jungen:

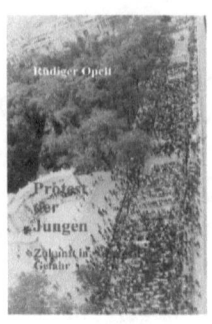

Die Älteren hinterlassen ihren Kindern und Kindeskindern ein schweres Erbe, in Sachen Rente, Staatsverschuldung, Ökologie, Bildung, Wohnen und Arbeitsmarkt. Die Gerontokraten blieben blind und taub. Die Jungen braucht man nicht ernst zu nehmen, die haben ja nicht einmal ein Wahlrecht und sollen sich gefälligst erst mal ihre Sporen verdienen. Nun ist der Aufstand da. Greta Thunberg und die demonstrierenden Schüler treiben die säumige Politik vor sich her. Zu schnell verändert sich die Welt, zu bedrohlich sind die Gefahren, zu begrenzt die verbleibenden Ressourcen der gequälten Natur. Die Jungen spüren, dass man ihnen seit ihrer Geburt einen Bären nach dem anderen aufbindet – von wegen, sie würden es einmal besser haben als ihre Eltern. , Weil Wohnungen zu Investments verkommen und unbezahlbar geworden sind, müssen sie weiter bei den Eltern wohnen oder bei Freunden unterkommen. Keine Chance, sich ein Startkapital zu ersparen, seit Nullzinsen alle schleichend enteignen und das Studium nur mit hoher Verschuldung zu schaffen ist.Die Natur zerbröselt vor ihren Augen, Insekten, Biotope, heile Landschaft, gesundes Klima – alles wird es nicht mehr geben, wenn sie einmal die Verantwortung tragen werden. Sie dürfen hohe Pensionszahlungen leisten, werden aber nie eine Pension erhalten oder erst, wenn sie Methusalems sind. Ein Korruptionsskandal jagt den nächsten, die Mächtigen bereichern sich hemmungslos und dass für die Jungen nichts mehr übrigbleibt, wen kümmert das?
Sie haben die Nase voll und zeigen das auch. Sie werden nicht aufhören zu demonstrieren, bis man sie ernst nimmt. Und das ist gut so. Denn ihnen gehört die Zukunft. Sie haben begonnen, sich um die Zukunft zu kümmern, damit sie noch eine haben. Die begüterten Alten, die ihre wohlerworbenen Rechte auf Kreuzfahrtschiffen und Fernreisen verprassen, mögen sich noch in Sicherheit wiegen, weil sie längst die Mehrheit der Bevölkerung sind.. Aber sie sollten sich die Frage stellen, ob das alles noch vertretbar und gerecht ist. Kann sein, dass die Jungen das böse Spiel bald nicht mehr mitspielen, sich neue Wege in die Zukunft suchen und auf Pensionszahlungen und Hochbesteuerung pfeifen.

Autor
Dipl. Ing. Michael Opelt arbeitete als Instandsetzer in der VOEST Linz, als technischer Verkäufer und Apparate-Entwickler in der AVL-Graz, und als Automatisierungstechniker in der Lenzing AG und der heutigen SML. 1988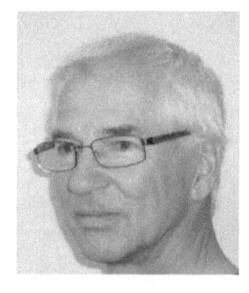
begann er nebenberuflich in der HTL und in Werkmeisterkursen zu unterrichten. Seit Herbst 1993 ist er hauptberuflich als Professor für Elektrotechnik, Mess-, Steuer- und Regeltechnik an der HTL-Vöcklabruck tätig.
Michael Opelt lebt in Schörfling am Attersee und hat vier erwachsene Kinder. Seit 2014 im Ruhestand, er betreibt einen Mikro-Verlag. m.opelt@eduhi.at

Vorwort und Kapitel 10
Dr. Rüdiger Opelt ist klinischer Psychologe und klientenzentrierter Psychotherapeut. Er war bis 1994 leitender Psychologe des Kinderspitals Salzburg. Seitdem arbeitet er als selbstständiger Therapeut, Seminarleiter, Vortragender und Autor mit Schwerpunkt Familienstellen und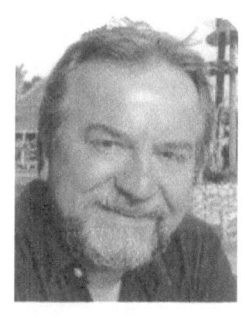
Partnertherapie vereint mit Geschichte. Er ist Gründer des Instituts für Persönlichkeitsentwicklung und Familientherapie.

www.opelt.com   r@opelt.com

Rüdiger Opelt lebt in Salzburg, ist seit 30 Jahren verheiratet und hat zwei erwachsene Kinder. Von Rüdiger Opelt sind bisher 16 Bücher erschienen.

www.ingramcontent.com/pod-product-compliance
Lightning Source LLC
Chambersburg PA
CBHW020920180526
45163CB00007B/2819